핏블리의

운동 호르몬
생리학

보이지 않는 강력한 메신저,
호르몬 이해하기

핏블리의

운동 호르몬
생리학

핏블리(문석기)·문나람 지음

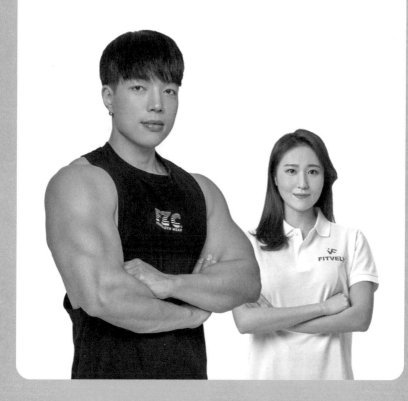

JAN*

정말 확실하게 정리가 되네요. 제가 혼자서 이렇게 열심히 웨이트를 하게 될 줄 꿈에도 몰랐지만 ㅋㅋ 어찌됐건 저에 운동은 핏블리님을 알게 된 전과 후로 나뉘게 된 건 확실한 것 같아요. 운동이란 건 정말 꾸준함이 답인데 오전에 한다면 저강도 운동으로 하고 오후엔 지금처럼 강도 높은 웨이트로 딱 지금 저에 모습이네요. 핏블리 생리학 감사합니다.

임희*

많은 사람들이 고민하고 헷갈려 하는 부분을 생리학적으로 깔끔하게 설명해 주셔서 오늘도 저의 운동 지식은 +1이 되었습니다!! ^^

썬brav*

체계적인 설명 감사해요! 막무가내식 운동보다 이론 공부 후의 운동 효과는 차원이 다를듯해요!

세은412*

대박대박.... 너무 쉽고 완벽하게 다이어트vs근성장... 이해할 수 있었어요. 전략적인 몸매관리를 위해 조언하신 내용을 접목해 볼게요~

H Shi*

와 진짜 유익해요. 요즘 매일 80분 내외 유산소+웨이트 하는데... 근육이 잘 안 붙는 거예요. 오히려 근육이 빠지고 있어서 뭐지 싶었는데. 완전히 이해됐어요.

김예* 진짜 이분은 다른 헬스 유튜버분들에 비해 생리학적으로
설명해 주시니까 신뢰는 물론, 내 몸의 원인 등을 이해하기
쉽게 알려주셔서 너무 좋음. 그리고 생리적으로 설명 듣고
이해하니까 더욱 식습관, 운동에 뭐가 좋고 나쁜지를 다시
한번 더 생각하게 만들어주심.

빱빠뿔* 이렇게 유용한 운동 팁 자주 알려주셔서 넘 좋아요 ㅠㅠ
앞으로도 이런 영상 많이 올려주세요!!

쭈라* 진짜 핏블리쌤 영상보구 3개월만에 10키로 뺐어용 지금
체지방률 16퍼센트 1년째 유지중이에용

L6 * 이런 운동생리학 컨텐츠 너무 좋아요 ㅎㅎㅎ

워* 오늘부터 운동 시작했는데 이런 영상 사랑합니다.
감사합니다.

N H* 보통 이런 썸네일 '어쨌든 나는 못하는 거네...'로 끝나고
실천할 마음 자체가 잘 안 생기는데 (역시 핏블리) 이건 진짜
구체적이고 설득력있고 지금 내 상황에서 충분히 할 수 있는
거라서 진지하게 내 식습관 돌이켜보고 적용하려고 마음이
먹어짐. 진짜 이런걸 '유용'하다고 하는거지...

S* 항상 너무 도움받고 있어요! 너무 좋은 컨텐츠 ㅠㅠ
감사합니다.

you high* 아니 진짜 소름 돋는다 ㅋㅋㅋㅋㅋ 살부터 빼고 근육 키울까
아니면 이 상태에서 그냥 근육 키울까 고민 중이었는데 딱
올려주시다니 감사합니다 ㅠㅠ

UandD happ* 헬스 1년 차 되면서 운동을 전략적으로 하기 위해 블리님
생리학 영상 꾸준히 챙겨 보다 보니 100% 이해는 못 해도
어디 가서 다욧 상식 많이 안다고 들어요 ㅋㅋㅋ

아* 현직 간호삽니다. 저조차도 등한시하고 있던 내용인데 너무
알아듣기 쉽게 쏙쏙 박히게 얘기해 주시네요. 감사합니다.
저도 핏블리님처럼 건강한 삶을 살 수 있는 사람으로 성장해
가겠습니다. 항상 응원하고 또 좋은 영상 감사합니다.

Layla Ch* 고도비만에서 피티 받으며 운동과 식단을 시작 한지 4개월차..
15키로를 감량하는 동안 저 자신도 어색할 만큼 지난 몇 년에
비해 식욕이 너무 떨어져서 신기+불안해하고 있었는데 이
영상을 보니까 제 호르몬이 정상적으로 작동하게 돼서 그렇단
걸 알겠네요ㅎㅎ 좋은 영상 늘 감사합니다!

ㅎ人* 핏블리님 덕분에 식습관 생활습관 진짜 많이 개선됐어요!
우울증 심해서 살 잘 안 빠졌었는데 요새 바이오리듬이 다시
돌아왔어요!!!

gocabr gocab* 이분은 서론이 길지 않고 부연 설명이 쓸데없이 많지 않고
따로 요약정리 필요 없을 정도로 핵심만 딱딱 말해줘서 너무
좋습니다.

나* 핏블리님 영상 보면서 피티 받고 12킬로나 뺐어요! 항상 좋은
정보 알려주셔서 감사해요. 영상 보면서 단순히 다이어트만
하는 게 아니라 몰랐던 지식들도 많이 알게 되고, 엄청
공부되고 있어요.

HJ Le* 이런 고퀄 강의를 제공해 주셔서 감사합니다. 쉽게 설명해
주셔서 이해가 잘 되네요. 명심하고 운동을 꾸준하게
해야겠어요.

운동을 하는데
호르몬 변화를 모르니까 문제입니다

Hey what's up guys~! 안녕하세요 핏블리 문석기입니다. 벌써 네 번째 책으로 인사를 드리네요. 이번 책에서는 다이어트가 목적이든, 근육 증가가 목적이든 꼭 알아야 할 '호르몬'에 대해 정리했습니다. 인체는 하루 종일 쉬지 않고 우리 몸의 정상적인 기능을 위해 혈류를 통해 호르몬을 분비 시켜 조절하고, 운동을 할 때와 휴식을 취하는 등 변화하는 상황에 따라 호르몬 변화를 일으킵니다. 이 호르몬 변화를 이해하고 운동을 해야만 효율적인 다이어트와 근성장이 가능해 집니다.

호르몬은 특히 근육 성장에 아주아주 중요한 역할을 하는데 여러분이 많이 들어봤던 '스테로이드'와 '성장호르몬'도 호르몬에 속하며 외부 주입 없이도 인체에서 자연적으로 생성됩니다. 호르몬은 우리가 섭취하는 탄수화물을 분해하고 저장하는 역할도 하며 지방을 분해하여 에너지로 사용하는 역할도 합니다. 우리에게 친숙한 '인슐린' 또한 호르몬으로서 혈당을 낮추고, 호르몬 '글루카곤'은 혈당을 올리기도 합니다.

이렇게 체내에서 중요한 역할을 하는 호르몬은 잘못된 식습관이나 운동 방법, 수면 습관 등 여러가지 요인에 의해 균형이 무너지게 되고 이는 결국 체중 증가와 건강 이상을 불러 일으키기도 합니다. 심지어 근육을 만들기 위해 또는 다이어트를 빠르게 하기 위해 약물을 주입하여 호르몬 불균형을 초래하는 경우도 볼 수 있습니다. 이번 [핏블리 운동 호르몬 생리학] 책을 통해 많은 분들이 호르몬이 인체에서 어떤 역할을 하고, 어떻게 작용하는 지에 대해 알아가시기를 바랍니다. 또, 어느 타이밍에 운동을 하며, 언제 쉬고, 어떻게 먹어야 하는지 등 효율적인 방법을 전달하려 합니다.

어려운 말과 공식이 가득한 생리학 전공 서적이 아닌, 초보자부터 트레이너가 봐도 쉽게 이해하고 현장에서 바로 설명할 수 있는 친절한 호르몬 생리학 책을 집필했습니다. 많은 분들이 이 책을 통해 더 이상 생리학이 어렵고 지루한 내용이라고 생각하지 않고, 호르몬을 이해하고 효율적인 다이어트와 운동을 하셨으면 좋겠습니다.

이 전 출판한 [핏블리 다이어트 생리학]책이 이론서 임에도 불구하고 베스트셀러가 된 걸 보며, 많은 분들이 운동을 무작정 하는 게 아닌 내 몸을 이해하고 운동하고자 하는 열망을 느꼈습니다. 앞으로 핏블리와 쇼크북스가 함께 친절한 이론서를 다양하게 집필해 보겠습니다. 늘 핏블리와 함께해 주시는 100만 구독자님(선배님)께 다시 한번 감사의 말씀을 전합니다.

닭가슴살 먹기 좋은 2022년 3월,

핏블리 문석기

CONTENTS

2장 에너지 대사와 호르몬 조절

3장 성장 제어와 호르몬 조절

4장 부신과 갑상샘에서의 호르몬 조절

5장 여자를 여자로, 남자를 남자로, 성호르몬 조절

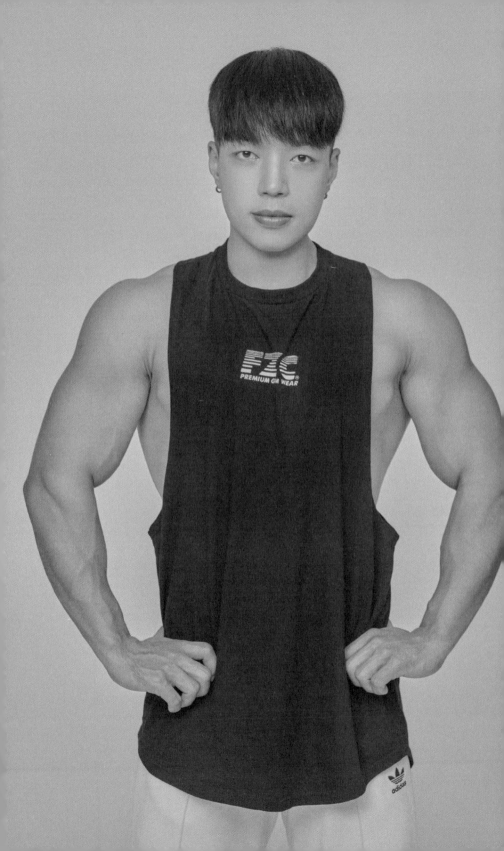

1장

기초 내분비학

호르몬은 무엇인가?

무수히 많은 세포로 구성된 우리의 몸은 각각 특화된 기능이 있고 서로 상호 보완적으로 기능을 수행하기 위해 화학적 신호를 통해 의사소통해요. 이 의사소통은 조직 내부의 세포들 사이에서 일어나며 멀리 있는 세포나 조직도 조정할 수 있을 만큼 강력한 힘을 가지고 있어요. 이렇게 멀리 떨어져 있어 소통이 어려울 때 내분비계를 통한 신호 전달이 이루어지는데요. 호르몬이라고 불리는 신호 물질들이 혈액을 통해 온몸 구석구석으로 전달이 돼요. 신체의 항상성 유지를 위해 아주 정교하게 생리적 반응을 조절하는 호르몬은 아주 적은 양으로도 표적세포에 원하는 특정 반응을 일으킬 수 있어요. 호르몬 농도를 적절하게 조절해 분비하는 곳을 내분비선 또는 내분비샘이라고 해요.

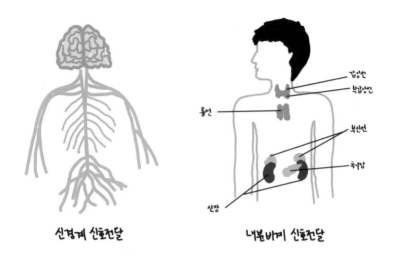

신경계 신호전달   내분비계 신호전달

　신경계의 경우 빠르게 한 부위에 일시적인 반응을 일으키지만, 내분비계
는 혈액을 타고 이동하기 때문에 느리지만 신경계에 비해 오랫동안 영향을
미쳐요. 내분비샘에서 호르몬이 분비되면 표적세포로 운반되어 표적세포가
가진 수용기와 결합하여 해당 세포나 조직의 활성을 통제하고 조절하는 역
할을 해요. 특정 표적세포에만 영향을 미치는 호르몬 외에도 몇몇 호르몬은
여러 조직에 영향을 미치기도 해요.

　전통적인 내분비선에는 뇌하수체, 갑상샘, 췌장의 랑게르한스섬, 부신
등이 있지만, 뇌, 위장, 신장, 심지어 지방 조직과 근육까지 내분비 기능을
하고 있어요. 사실 체내 거의 모든 조직에서 화학전달물질을 통해 우리 몸을
조종하는데 놀랍게도 이런 신호 전달물질의 영향을 받지 않고 우리가 자유
의지로 할 수 있는 것은 별로 없어요. 소화, 체온조절, 감정조절, 혈압, 혈당
과 단 음식에 대한 욕구, 스트레스, 체내 수분 조절 및 성장, 성 기능까지 호
르몬의 영향이 미치지 않는 곳이 없는 만큼, 호르몬에 대해 알고 제대로 이

해한다면 지금 내가 왜 이런 기분이 드는지, 왜 이런 행동을 하는지에 대해 혼란스럽지 않게 대처해 나갈 수 있을 거예요.

호르몬의 종류

호르몬에는 크게 세 가지 종류가 있어요. 아미노산의 한 종류인 타이로신 (tyrosine) 유도체로 구성된 호르몬, 콜레스테롤에서 파생된 스테로이드 호르몬, 그리고 펩타이드와 단백질로 구성된 호르몬이에요. 펩타이드와 단백질로 구성된 호르몬들은 물과 쉽게 섞이는 친수성[1] 기질을 가지고 있고 스테로이드 호르몬들의 경우 물과 쉽게 섞이지 못하는 소수성[2] 기질을 가지고 있어요. 타이로신 유도체 호르몬 중 부신수질에서 분비되는 에피네프린과 노르에피네프린은 친수성이며, 갑상샘 호르몬은 소수성을 띠어요.

    스테로이드 호르몬을 제외하고 대부분 호르몬은 생성되는 분비샘(분비선)에 저장되어 있다가 필요할 때 신호에 따라 분비돼요. 스테로이드 호르몬의 경우 합성과 거의 동시에 분비가 이루어지기 때문에 체내에 거의 저장되어 있지 않아요.

뇌하수체 전엽(Pituitary Gland)

뇌하수체 전엽에는 신경세포가 거의 존재하지 않아 시상하부-뇌하수체 문맥(hypothalamus-hypophyseal portal system)을 통한 혈액순환으로 의사

---

1. 물 분자를 좋아하는 성질
2. 물과 화합되지 않는 성질

소통이 이루어져요.

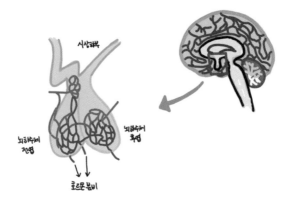

　뇌하수체에서 생성되는 호르몬 계열은 크게 세 가지로 나눌 수 있는데, 당단백질(glycoproteins) 계열, 성장호르몬과 프로락틴 계열, 그리고 부신피질자극호르몬 계열이 있어요.

　당단백질 호르몬은 명칭 그대로 탄수화물과 단백질이 결합 된 복합 단백질이며, 대표적인 호르몬으로는 갑상샘자극호르몬(thyroid-stimulating hormone; TSH), 난포자극호르몬(follicle-stimulating hormone; FSH), 그리고 황체형성호르몬(luteinizing hormone; LH)이 있어요. TSH는 이름 그대로 갑상샘을 자극해 갑상샘 호르몬을 분비하도록 촉진하는 역할을 해요. 난포자극호르몬과 황체형성호르몬은 이름만 보면 여성의 생식에만 관여할 것 같지만 남성의 정소와 여성의 난소 모두에 중요한 역할을 해요. 먼저 난포자극호르몬의 경우, 여성의 난소에서 세포의 성숙을 유도하고 남성의 정소에서는 정자의 생성을 촉진해요. 황체형성호르몬은 여성의 난소에서 배란이 일어나도록 하고, 이후 황체가 형성될 수 있도록 해요. 또 남성의 고환 세포를 성장시키는 남성 호르몬인 테스토스테론이 생성 및 분비되도록 자극해요.

성장호르몬과 프로락틴 계열의 호르몬에는 우리가 잘 알고 있는 성장호르몬(growth hormone; GH)과 프로락틴(prolactin; PRL)이 있어요. 신체가 성장할 수 있도록 자극하는 성장호르몬은 단순히 키와 몸집을 커지게 하는 것뿐만 아니라 에너지 대사에도 중요한 부분을 차지해요. 성장호르몬 외에도 근육 성장과 발달에 관여하는 호르몬과 비슷한 역할을 하는 신호 전달 물질들도 존재하는데요. 자세한 내용은 3장에서 다뤄보도록 할게요. 또, 프로락틴은 출산 후의 여성에게 젖 분비를 가능하게 하는 호르몬으로 임신기간에 여성의 대사에 관여하고 수유를 위한 유선 발달에 영향을 미친다고 알려져 있어요.

부신피질자극호르몬(adrenal corticotropic hormone; ACTH) 계열에서는 명칭 그대로 부신피질자극호르몬이 부신선의 피질(겉질)에서 호르몬 생산을 조절해요. 신체가 스트레스를 받으면 부신피질자극호르몬이 중추신경계를 통해 자극되고 분비되어 부신피질호르몬이 공급되기 시작해요. 이처럼 뇌하수체 전엽에서 분비되는 호르몬의 조절은 일차적으로 중추신경계와 중추신경계에서 뇌하수체로 보낸 신호로 조절돼요. 중추신경계와 뇌하수체 사이의 신호 전달은 시상하부-뇌하수체 문맥으로 분비되는 뇌하수체 자극호르몬(hypophysiotropic hormones)을 통해 이루어져요.

뇌하수체자극호르몬

뇌하수체 자극 호르몬들은 뇌하수체 호르몬들의 생성과 분비를 모두 증가시키는데 일반적으로 신체가 보내는 여러 신호에 따라 뇌하수체자극호르몬을 분비해요. 내부 혹은 외부의 환경에 변화가 생기거나 감정적인 변화가 일어나거나 할 때, 신경전달물질이나 신경 펩타이드를 통해서 뇌하수체 자극 신경세포에 신호를 보내게 돼요. 뇌하수체자극호르몬을 분비하는 신경세포는 그 신호를 받아 뇌하수체자극호르몬을 신경전달물질로 사용해 다른 신경세포들과 소통을 하고 필요한 반응을 유도해요.

뇌하수체 자극 호르몬에는 갑상샘자극호르몬 분비 호르몬(thyrotropin-releasing hormone; TRH), 생식선자극호르몬 방출호르몬(gonadotropin-releasing hormone; GnRH), 성장호르몬 방출호르몬(growth hormone-releasing hormone; GHRH), 소마토스타딘(SST) 또는 성장호르몬 방출억제인자(somatotropin release-inhibiting factor; SRIF), 부신피질자극호르몬 방출호르몬 (corticotropin-releasing hormone; CRH), 그리고 프로락틴 분비 억제인자로의 도파민(dopamine)이 있어요. 각각의 호르몬 명칭을 통해 그 역할을 알 수 있어요. 간단히 표로 보고 넘어갈게요.

호르몬	뇌하수체에 전달하는 신호
갑상선 자극호르몬 분비호르몬	TSH, 프로락틴 분비 촉진
생식선 자극호르몬 방출호르몬	FSH/LH 분비 촉진
성장 호르몬 방출호르몬	GH 분비 촉진
소마토스타딘/성장 호르몬 방출억제인자	GH 분비 억제
부신피질 자극호르몬 방출호르몬	ACTH 분비 촉진
도파민/프로락틴 억제인자	프로락틴 분비 억제

호르몬은
어떻게 작용하는가?

필요한 정보를 표적세포에 전달하는 역할을 하는 호르몬은 적절한 시간 동안 필요한 양만큼만 분비되어야 해요. 즉, 언제 분비되어야 하고, 언제 분비를 멈춰야 하는지, 얼마나 많이 분비되어야 하는지 내분비계의 정확한 조절 아래에서 이 모든 단계가 이루어져야 해요. 왜냐하면 앞에서도 언급했듯이, 아주 적은 양의 호르몬으로도 세포와 조직에 영향을 줄 수 있기 때문이에요.

호르몬 분비의 조절

호르몬 대부분은 음성 되먹임 기전 또는 네거티브 피드백(negative

feedback)으로 분비가 조절돼요. 쉽게 설명하면 분비세포가 표적세포를 향해 호르몬이라는 메시지를 전달하고 표적세포에서 이 메시지를 받아 원하는 반응을 끌어내고 나면, 이제 호르몬 생산 및 전달을 그만해도 된다는 신호를 다시 분비세포로 전달함으로써 불필요한 호르몬 생산과 분비가 계속해서 일어나지 않도록 하는 거예요. 예를 들어, 실내 온도가 일정 수준 이하로 떨어졌을 때, 자동 온도 조절 장치가 켜져 실내 온도를 올렸다가, 온도가 일정 수준에 도달하면 자동으로 꺼지는 시스템을 생각하면 돼요.

호르몬으로 예를 들어 보면, 혈중 포도당 농도가 일정 수준 이하로 떨어진 것을 췌장의 랑게르한스섬에 있는 α-세포가 감지하게 되고 글루카곤을 분비하면 간에서 글리코겐분해를 통해 혈중으로 포도당을 분비하면서 혈중 포도당 농도가 다시 일정 수준으로 올라가게 되는 거예요. 포도당 농도가 적정 수준에 도달하면 글루카곤 분비는 멈추게 돼요. 글루카곤과 정확히 반대로 작용하는 호르몬인 인슐린은 간에서 포도당 생성을 억제하고 혈중 포도당 농도가 일정 수준 올라가면 그에 대한 반응으로 분비가 시작돼요. 이렇게 두 가지 서로 다른 호르몬의 길항작용[1]을 통해 포도당 농도가 적정선 안에서 균형 있게 조절될 수 있도록 해요.

---

1. 반대되는 두 요인이 동시에 작용해 그 효과가 한쪽으로 지나치게 치우치지 않도록 상호 간에 통제해 주는 것

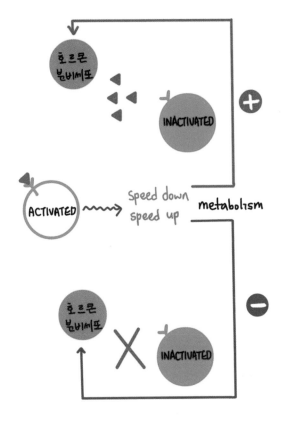

    음성 되먹임 기전과는 다른 양성 되먹임(positive feedback) 기전도 존재해요. 양성 되먹임은 분비세포에서 더 많은 양의 호르몬을 방출하도록 유도하는데 음성 되먹임과는 달리 양성 되먹임에서는 분비 기능이 계속해서 증가해요. 음성 되먹임 기전이 스위치처럼 켜졌다, 꺼졌다 하는 반응이었다면 양성 되먹임은 폭발적인 분비로 한 번에 작용이 끝나게 돼요. 양성 되먹임의 가장 좋은 예는 여성이 출산할 때 분비되는 호르몬 옥시토신

(oxytocin)이에요. 옥시토신 분비를 통해 분만 시 자궁 근육 수축과 자궁경관의 팽창을 유도하고 아기가 자궁 밖으로 빠져나올 수 있도록 뇌하수체 후엽에서 옥시토신 생성과 분비를 계속하고 아기가 자궁을 모두 빠져나올 때까지 분비를 지속해요.

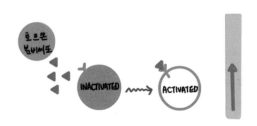

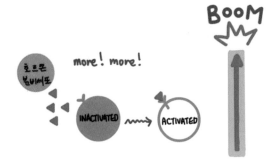

핏블리의 운동 호르몬 생리학

호르몬의 특이성

모든 호르몬은 내분비선을 나와 표적세포나 조직으로 혈액을 통해 이동하기 때문에 모든 세포는 모든 호르몬에 노출된다고 볼 수 있어요. 하지만 정상적으로 호르몬 체계가 작동한다면 세포들은 각각의 세포에 맞는 호르몬에만 반응할 거예요. 이를 호르몬 작용의 특이성(specificity)이라고 해요. 호르몬 작용의 특이성은 많은 세포 중에서 선택적으로 인식되는 성질로써 호르몬 신호를 인식하는 표적세포에 있는 수용체(receptors)에 의해 결정돼요. 호르몬 수용체와 호르몬의 관계는 마치 자물쇠와 열쇠같이 특정 자물쇠에 맞는 특정 열쇠가 있어야 다음 반응이 이루어지게 돼요.

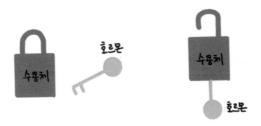

　세포 하나에도 여러 수용체가 존재하지만 역시 각각의 수용체에 맞는 호르몬이 도착해야 그다음 반응이 일어나게 되는 거예요. 호르몬의 수용체들은 표적세포의 세포막, 세포질 또는 세포핵 내부에 분포하고 있어요. 어떤 호르몬들이 세포막에 수용체를 이용하고, 세포 내 수용체를 이용하는지, 또 그 작용들이 어떻게 일어나는지 알아보도록 할게요.

세포막 수용체와 호르몬 작용

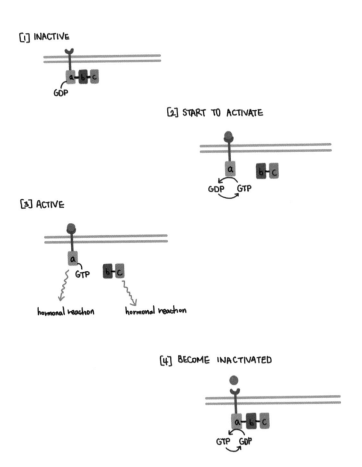

[1] INACTIVE

[2] START TO ACTIVATE

[3] ACTIVE

hormonal reaction   hormonal reaction

[4] BECOME INACTIVATED

단백질, 펩티드 호르몬, 아민 계열의 타이로신은 세포막을 쉽게 통과하지 못하기 때문에 표적세포의 세포막 수용체를 통해 세포 내부로 들어가요. 상당수의 세포막 수용체들은 G 단백질 연계 수용체(G-protein coupled receptors)로 호르몬에 의해 전달된 신호를 잘 감지할 수 있어요. 세포막을 가로질러 있는 G 단백질 수용체는 세포 안쪽으로 G 단백질 소단위 (subunits)와 결합되어 있어요. 소단위는 쉽게 a, b, c라고 지정할게요. 호르몬이 수용체에 결합했을 때와 떨어졌을 때, G 단백질과 그 소단위에 어떤 반응이 일어나는지 위 그림을 통해 간단히 알아볼게요.

호르몬이 세포막 외부에서 수용체와 결합하면 세포질 쪽에 있던 소단위 a가 GDP를 방출하고 GTP를 받아들이며 결합해 있던 소단위 b와 c가 함께 떨어져 나가요. 떨어져 나간 소단위체와 본체가 각각 활성화되면서 호르몬 반응을 일으켜요. GTP가 다시 GDP로 가수분해되면서 떨어져 나갔던 소단위 b와 c가 다시 소단위 a에 결합하고 세포막 바깥쪽에서 호르몬과 수용체의 결합이 끊어지게 되면 마침내 불활성화돼요.

G 단백질 수용체에 대한 흥미로운 점은 호르몬과 수용체의 결합이 지속되어 활성화 상태가 길어지면 지속적인 자극으로 수용체가 무뎌지거나 신호 전달이 잘 이루어지지 않고 심하면 신호 전달이 중단될 수도 있어요. 즉, 필요 이상으로 호르몬에 계속해서 노출되게 되면 정말 필요할 때 호르몬에 의한 반응 활성도가 떨어질 수 있어요. G 단백질 연계 수용체가 세포막에서 호르몬과 결합해 반응을 유도하는 1차 메신저 역할을 한다면, 세포 내부에서 2차 메신저 혹은 2차 전령이라고 불리는 분자를 생성해 세포 내부로 방출해요. 2차 전령은 반응 신호를 증폭시키기 위해 세포 내 효소를 활성화해요. 효소들은 보통 단백질 분자에 인산기를 붙이거나(protein kinase) 떼어내면서(protein phosphatase) 반응을 활성화하거나 비활성화 시켜요.

잘 알려진 2차 전령으로는 cyclic AMP[2]가 있어요. 주로 protein kinase A(PKA)라고 불리는 효소가 활성화되면서 cyclic AMP가 호르몬 신호를 전달하게 돼요. 하지만 언제나 PKA가 있어야 반응이 시작되는 것은 아니에요. Cyclic AMP가 세포막 채널에 직접적으로 결합해 반응을 활성화하거나 비

---

2. 세포 간 신호 전달에 관여하는 2차 신호 전달자

활성화할 수 있어요. 또는 cyclic AMP가 EPAC(exchange protein activated directly by cyclic AMP)와 결합해 RAP라고 불리는 작은 단백질을 통해 GDP를 GTP로 교환할 수 있어요. 이를 통해 이온채널, 세포막 수송 분자, 세포 사이 상호작용 같은 반응이 일어나게 돼요.

타이로신 인산화효소(tyrosine kinase)의 경우, 2차 전령 없이 세포 표면에서 세포 안쪽에 있는 효과기까지 곧바로 메시지를 전달해요. 타이로신 인산화 효소에 의존하는 수용체에는 인슐린, 인슐린과 비슷한 분자 구조를 가진 호르몬으로 성장호르몬에 의해 간에서 발현과 분비가 촉진되는 인슐린유사성장인자(insulin-like growth factor; IGF), 세포의 성장과 분화를 자극하는 표피성장인자(epidermal growth factor; EGF)가 있어요.

세포 내 수용체와 호르몬 작용

스테로이드 호르몬과 같은 콜레스테롤 유래 호르몬의 경우, 세포 내부로 유입되기가 수월하므로 수용체가 표적 세포막에 위치하지 않고 세포 내부인 세포핵이나 세포질 내에서 반응을 유도해요. 세포막을 통과한 호르몬이 세포질에 있는 수용체와 결합한 후 세포핵에 있는 DNA 내의 특정 뉴클레오티드(nucleotide)[3] 서열에 결합해 반응을 일으켜요. 이렇게 호르몬에 의한 자극으로 반응이 된 뉴클레오티드는 유전자 해석 과정에서 변화를 일으키게 돼요.

혈액에서 호르몬 농도가 증가하면 세포 내 호르몬 농도도 증가하게 되고, 반대로 혈액 내 호르몬 농도가 감소하면 세포 내 호르몬 농도 또한 감소해요. 호르몬과 수용체의 결합은 가역적이기 때문에 결합으로 반응이 활성

---

3. 핵산의 일종으로 유전정보를 담는 화학물질; DNA 사슬의 기본 구성단위

화되었다가 결합이 풀리며 비활성화 되어 호르몬이 세포 밖으로 확산하면서 제거돼요. 호르몬 자극이 더 이상 이루어지지 않으면 단백질을 생성하는 RNA 또한 사라지게 되어 단백질 생성이 불가능해지는 거예요.

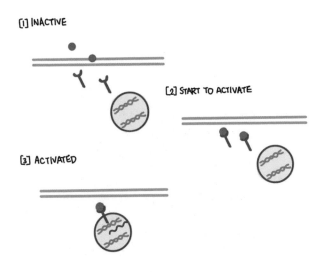

호르몬 농도 변화

혈액 내 호르몬 농도의 변화는 매분 단위로 달라지기도 하고, 같은 날이라도 오전과 오후가 다를 수 있어요. 분비 또한 간헐적으로 이루어지기도 하지만 하루를 주기로 연속적으로 생성되기도 해요. 대게 호르몬 관련 혹은 내분비계 관련 질환은 호르몬 농도가 과하게 높거나 과하게 낮을 때 발생하게 돼요. 호르몬이 분비되는 패턴, 주기 또한 굉장히 중요한 요인 중의 하나예요. 이제 뒷장에서는 각각의 주요 호르몬들이 하는 역할과 그로 인해 우리 몸에 어떤 일이 일어나는지 알아보도록 할게요.

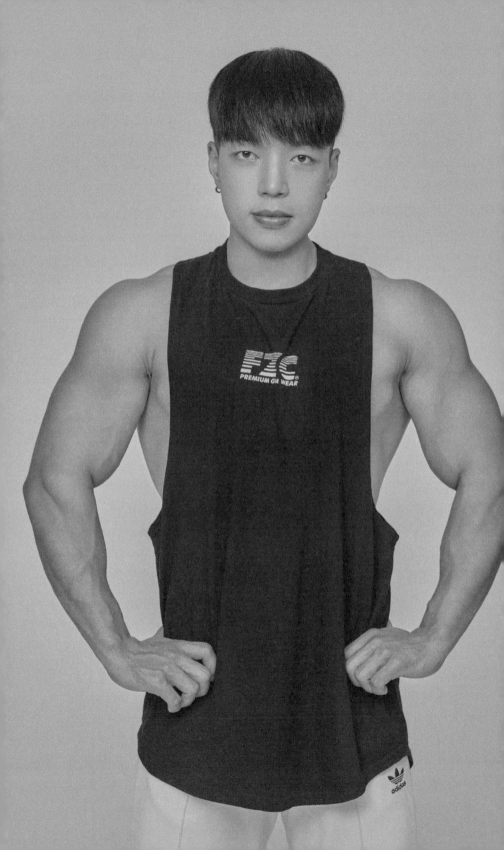

2장

에너지 대사와 호르몬 조절

3강

에너지 대사에서의
호르몬 작용

생존을 위해 인간은 눈에 보이지 않는 노력을 계속하고 있어요. 예를 들어, 춥거나 더운 환경에서 체온을 유지하려고 노력하고 위험하다고 느끼는 상황에서 대응하거나 도망치고, 심지어 잠을 자는 동안에도 대사를 위한 연료를 끊임없이 공급해야 해요. 음식 섭취량과 에너지 사용량은 때에 따라 달라지지만, 뇌를 비롯한 신체 내 중요 장기에는 대사 작용을 위한 포도당과 같은 연료가 항상 공급되어야 해요. 섭취 후 에너지로 사용하고 남은 에너지원인 탄수화물, 지방, 단백질은 근육, 간, 지방 조직 등에 저장되어 있다가 에너지가 부족해지고 에너지를 만드는 에너지원의 추가적인 흡수가 더 이상 이루어지지 않을 때 이용돼요.

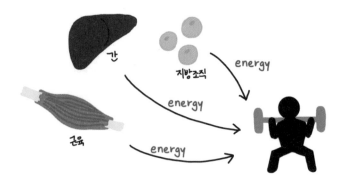

　이번 장에서는 이 연료들이 체내에 어떻게 저장되고 동원되는지, 또 여러 가지 신체의 상태 변화에 따라 어떻게 에너지와 에너지원의 항상성이 유지되는지 알아보도록 할 거예요.

　항상성이란 우리 몸이 살아가는데 필요한 안정적인 상태를 외부 혹은 내부에서 오는 다양한 자극에 능동적으로 대응함으로써 유지하려는 성질을 의미해요. 여러 자극으로 깨진 신체의 평형 상태를 원래대로 복구해 몸이 느끼는 최적의 상태로 만들기 위한 노력이에요. 항상성은 크게 호르몬을 관리하는 내분비계와 우리의 의지로 제어할 수 없는 자율신경계에 의해서 조절돼요. 우리가 운동을 시작하면 휴식 상태일 때보다 훨씬 더 많은 양의 포도당이 필요하게 되는데 이때도 계속해서 포도당을 연료로 이용하는 뇌와 다른 조직들이 포도당을 충분히 이용할 수 있도록 농도를 일정하게 유지해요. 식사로 섭취하거나 잉여 영양분으로 저장되어 있던 탄수화물까지 사용했는데도 에너지원이 부족하다면, 우리 몸은 탄수화물이 아닌 다른 에너지원을 합성해 포도당을 새롭게 만들어 내거나 아예 다른 기질로부터 공급받을 수 있도록 하는 방법을 찾아요.

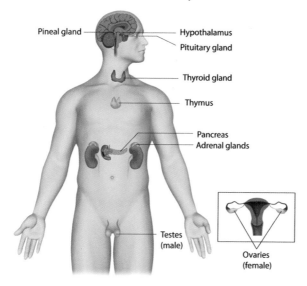

The Endocrine System

Pineal gland

Hypothalamus
Pituitary gland

Thyroid gland

Thymus

Pancreas
Adrenal glands

Testes
(male)

Ovaries
(female)

인체 내분비 시스템

이런 체내 연료 항상성 조절을 위해 근육, 간, 지방 조직을 자극하는 호르몬에는 정말 많은 종류의 호르몬이 존재해요. 인슐린, 글루카곤, 에피네프린, 코르티솔, 성장호르몬(GH), 티록신(T4), 그리고 렙틴(leptin) 등이 있어요. 호르몬이 체내에서 어떻게 대사를 조절하는지에 대해 알아보기 전에, 앞에서 언급한 호르몬들에 의해 조절되는 에너지원에 대한 이해와 생리학적 기전에 대해 먼저 알아보도록 할게요.

인체의 연료, 체내 에너지원

탄수화물의 단순당 형태인 포도당은 1g당 약 4kcal의 에너지를 생산해요. 간과 근육에 저장된 탄수화물의 형태는 포도당 중합체인 글리코겐이에요. 간과 근육에 약 1대2의 비율로 저장돼요.

　단백질은 우리 몸에서 근육과 세포막의 구성 성분으로 뼈, 피부, 신체 조직의 성장과 유지에 매우 중요해요. 새로운 조직 합성이 필요한 성장기, 임신기간, 운동 후 근육 합성이 되는 기간에 단백질 요구량이 증가해요. 또 필수아미노산은 체내에서 합성이 되지 않기 때문에 일일 권장섭취량에서 절반 혹은 최소 30% 이상은 양질의 단백질을 섭취함으로써 보충해주어야 해요. 단백질을 에너지원으로 분해해 사용하는 과정에서는 다른 에너지원들과는 다르게 추가적인 에너지가 필요해요. 단백질 1g에는 질소가 약 16% 포함되어 있는데, 단백질이 산화되는 과정에서 질소가 암모니아 형태로 전환되기 때문에 체내에서 암모니아는 배출되어야 하는 부산물로 인지해요. 암모니아는 한 번 더 요소(urea)로 합성되어 배출되는데, 요소로 합성되는 단계에서 에너지가 쓰여요. 사실 단백질은 대부분 근골격계를 형성하고 세포 내 단백질이나 효소 구성을 위해 사용되기 때문에 에너지원으로 쓰일 잉여 단백질은 거의 없어요. 다시 말해, 에너지 공급을 위한 단백질 사용은 어쩔 수 없이 체내 단백질 결손을 초래해요.

　지방은 가장 농축된 형태인 트라이글리세라이드(triglyceride)로 저장이 되며 지방 1g당 약 9kcal의 에너지를 생산할 수 있어요. 지방은 대부분 지방 조직에 저장되어 있지만, 근육 사이와 다른 조직에도 소량의 지방이 포함되어 있어요. 붉은색 살코기 사이에 조금씩 끼어있는 흰색 지방을 본 적이 있을 거예요.

대사 연료로의 포도당과 지방 사용

포도당과 지방이 에너지원으로 이용될 때, 포도당과 지방 사이의 관계에 대해 알아보도록 할게요. 소수성 성질을 띠는 지방은 조직간 이동이 제한적이에요. 세포 안으로 유입되기 위해서는 세포 표면이나 근육, 또는 지방세포에 있는 지방 분해 효소인 리파아제(lipase)에 의해 지방산으로 먼저 분해되어야 해요. 저장된 트라이글리세라이드 역시 먼저 지방산으로 분해되어 유리지방산(free fatty acids; FFAs) 형태로 전환된 후에 지방세포를 떠나 에너지원으로 사용될 수 있어요.

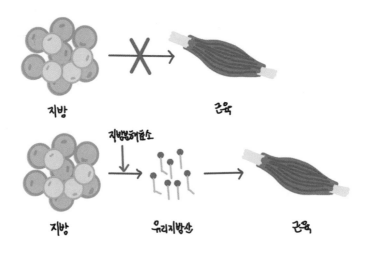

유리지방산은 체내 세포와 체액에 높은 농도로 분포하는 단순단백질인 알부민(albumin)과 결합해 혈액을 통해 운반돼요. 알부민은 인체를 구성하는 혈장단백질 중 50~60% 정도를 차지할 만큼 세포와 혈장의 기본적인 물질이며, 주로 조직에 영양분을 제공하고 호르몬, 비타민, 칼슘과 같은 이온들과 결합해 신체의 각 부분으로 전달하는 역할을 해요. 알부민과 결합한 유리지방산은 물에 잘 녹지 않는 성질을 가지기 때문에 뇌와 여러 조직에 접근성이 떨어지지만, 간에서 수용성 형태로 가공된 후 혈액-뇌 장벽을 통과할 수 있는 탄소가 4개인 케톤체로 전환돼요.

사실 지방은 에너지를 저장할 수 있는 가장 흔하고 효율적인 형태이지만 에너지로 이용될 때는 반대로 그 효율성이 떨어져요. 섭취 후 남은 포도당이 지방으로 전환될 때 전체 에너지의 25%가 열 발생으로 빠져나가요. 또한 포도당이 한번 지방산으로 전환되고 나면 다시 포도당으로 전환될 수 없어서 그다지 효율적이지 않아요. 산소가 없는 상태에서도 에너지로 생성될 수 있는 포도당에 반해, 지방 분해에는 산소가 요구돼요. 따라서 포도당은 미토콘드리아가 없는 적혈구나 본래 산소 포화도가 낮은 신장 수질에서 에너지로 이용될 수 있도록 끊임없이 혈액을 통해 공급되어야 해요. 특별한 활동을 하지 않아도 기본적인 기초대사를 유지하기 위해 하루 50g의 포도당이 사용돼요. 평소 안정 시 상태에서 뇌는 혈액에 흐르는 포도당의 10%를 사용하고 추가적인 연료 요구량을 충족하기 위해서 글리코겐을 분해해 사용하게 돼요.

근육은 전체 체질량의 50%를 차지하는데, 체내 연료의 소비가 주로 근육에서 이루어져요. 심지어 휴식할 때도 근육의 산소 소비량은 30%를 유지하며 일반적인 식사를 한다고 가정했을 때, 하루 필요한 에너지의 절반 정도를 탄수화물(포도당)로부터 얻고 나머지는 지방, 그리고 아주 소량만 단백질로부터 얻어요. 근육이 탄수화물을 소비하는 속도가 빨라서 호르몬은 에너지 균형 조절자의 역할을 하며 지방산과 유도체들이 더 많이 근육으로 흡수되어 에너지로 사용되도록 함으로써 탄수화물과 단백질을 절약할 수 있도록 도움을 줍니다.

글루카곤(Glucagon)

간에서 포도당을 방출하도록 자극하는 호르몬인 글루카곤은 저장되어 있던 글리코겐을 분해(glycogenolysis)하거나 포도당 신생당합성(gluconeogenesis)을 통해 혈당을 즉각적으로 증가시켜요. 글루카곤의 효과는 2차 메신저 역할을 하는 cyclic AMP에 의해 이루어져요. 크게 글리코겐분해와 포도당신생당합성 과정에 대해 알아볼게요.

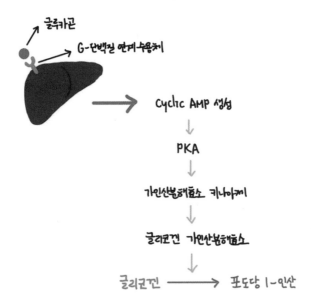

먼저 글리코겐분해의 경우 글루카곤과 간세포의 표면에 있는 G 단백질 연계 수용체(G-protein coupled receptor)가 cyclic AMP를 생성하면서 시작돼요. 이로 인한 단백질인산화효소(PKA)는 가인산분해효소 키나아제(phosphorylase kinase)를 활성화하고 또 다른 효소인 글리코겐 가인산분해효소(glycogen phosphorylase)를 활성화함으로써 글리코겐을 포도당 1-

인산으로 분해해요. 간단하게 보면, cyclic AMP의 생성이 증가할 때 호르몬 글루카곤이 글리코겐의 분해를 촉진해요.

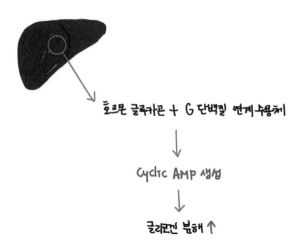

호르몬 글루카곤 + G 단백질 연계 수용체

↓

Cyclic AMP 생성

↓

글리코겐 분해 ↑

 간에서 포도당을 합성하는 포도당 신생당 합성은 피루브산염(pyruvate), 젖산염(lactate), 아미노산(알라닌), 글리세롤과 같은 화합물의 형태로 시작해 포도당으로 전환돼요. 포도당신생당합성 과정에서 중요한 조절 단계가 있어요. Cyclic AMP는 먼저 과당-2,6-이인산(fructose-2,6-bisphosphate)를 억제해요. 과당-2,6-이인산은 매우 적은 양으로도 포도당을 분해할 수 있어서 cyclic AMP에 의한 간 세포 내부 과당-1,6-이인산분해효소(fructose-1,6-bisphosphatase)의 활성화는 과당-2,6-이인산을 고갈시키고 포도당 생산이 이루어지게 해요.

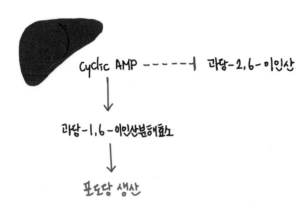

Cyclic AMP ----- 과당-2,6-이인산

↓

과당-1,6-이인산분해효소

↓

포도당 생산

체내 글루카곤 농도 조절은 여러 가지 요인들에 의해서 결정되는데요. 혈당이 떨어지기 시작하면 신경세포가 자율신경계를 자극해 교감신경과 부교감신경 반응을 활성화해요. 췌장 내 부교감신경에서 아세틸콜린을 비롯한 여러 가지 신경 전달 물질을 방출하고 교감신경 섬유는 부신수질을 자극해 에피네프린과 노르에피네프린을 분비하도록 해요. 췌장의 알파(α)-세포는 위의 신경전달물질에 대한 수용체를 가지고 있어서 글루카곤을 분비하도록 명령해요.

인슐린(Insulin)

인슐린의 중요한 작용은 영양소의 효율적인 저장이에요. 따라서 인슐린 결핍은 포도당, 지방, 단백질 저장 능력을 심각하게 저하해 체중 감소로 이어져요.

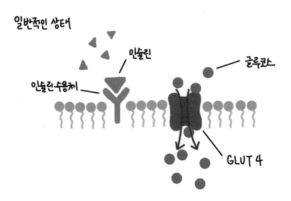

특히 혈중 인슐린 농도가 낮은 1형 당뇨가 있는 분들은 혈액에는 혈당이 높지만, 세포 안으로 포도당이 들어올 수 없어서 근육에서 단백질 분해를 통해 포도당 신생당 합성을 유도해요.

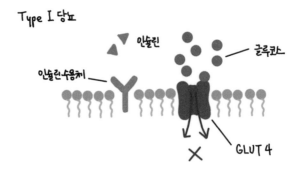

하지만 단백질을 분해해 포도당 신생당 합성을 통해 acetyl CoA를 생성한 후에도 에너지를 만들기 위해서는 그 다음 단계인 TCA cycle로 진입해야 하는데요. 그러기 위해서는 옥살로아세테이트(oxaloacetate)라는 물질이 필요해요. 포도당을 사용할 수 없는 1형 당뇨에서는 옥살로아세테이트 또한 제한된 상태예요. 이렇게 낮아진 포도당 농도를 높이기 위해 저장된 지방을 이용해 에너지를 계속해서 더 자주, 더 많이 만들게 되고 그러다 보면 체내 케톤체(ketone body)를 증가시켜요. 이는 혈액에서 케톤체 혈중(ketonemia)을 유발하기도 해서 소변으로 케톤체를 내보내는 케톤뇨증(ketonuria), 혹은 사망에까지 이르게 하는 케톤 산독증(ketoacidosis)을 유발할 수 있어요.

일반적으로 포도당이 대사되는 과정인 해당과정에서 인슐린은 간접적으로 작용하며, 근육에서 인슐린은 포도당 대사의 모든 단계의 속도를 증가시켜요. 반대로 근육에서 인슐린 농도가 낮을 때, 지방산 산화가 증가하게 되고 세포막을 통과하는 포도당 운반이 억제되면서 포도당 산화가 감소하게 돼요.

에너지가 풍부하게 저장된 지방을 포도당 대신 근육에서 사용할 수 있다면 효율적인 에너지 이용이 가능할 거예요. 실제로 우리 몸은 포도당과 지방산 사용의 균형을 유지하며 에너지를 공급해요. 지방은 인산화하는데 필요한 효소가 없어서 지방을 가수분해할 때 생성되는 글리세롤이 글리세롤 3-인산(glycerol 3-phosphate)으로 인산화되어 해당과정이나 포도당 신생당 합성과정으로 공급돼요. 따라서 포도당이나 인슐린 농도가 높을수록 글리세롤 3-인산이 쉽게 동원될 수 있어요. 반대로, 포도당과 인슐린 농도가 낮을수록 더 많은 지방이 유리지방산으로 분해되어 지방세포 밖으로 빠져나가 혈장에 흐르게 돼요. 혈장에 유리지방산 농도가 높아지면 근육도 그만큼 더 유리지방산을 에너지원으로 흡수해요. 따라서 포도당의 근육 세포 내부로의 이동이 감소하고 글리코겐 생성과 포도당 산화 또한 감소하게 돼요.

지방산이 미토콘드리아 안으로 유입되어 산화되기 위해서는 카르니틴 (carnitine)이라고 부르는 효소가 굉장히 중요해요. 지방산과 케톤체 산화의 증가는 피루브산염이 아세틸-CoA로 전환하는 것을 억제해요. 특히 미토콘드 리아 내에서 CoA(coenzyme A)와 보조인자인 NAD(nicotinamide-adenine dinucleotide)의 양이 제한적이기 때문에 피루브산염은 지방산/케톤체와의 경쟁을 피할 수 없어요. 결과적으로, 피루브산염 산화가 제한되게 돼요. 쉽게 설명하면, 지방 대사가 늘고 탄수화물 대사가 줄어든다는 의미예요.

ATP와 AMP 농도 조절

운동을 시작하면 에너지 사용이 즉각적으로 이루어지기 때문에 점차 운동 지속시간이 길어지면 미토콘드리아에서 생산하는 ATP의 양보다 소비되 는 ATP의 양이 많아지게 되는 순간이 와요. 이런 상황이 오면 체내 ATP 농 도는 현저하게 감소하고 AMP 농도가 눈에 띄게 증가하게 돼요. ATP에 대 한 AMP의 농도 증가는 AMP에 의해 활성화된 인산화효소(AMP-activated protein kinase; AMPK)를 활성화해요. AMPK의 활성화는 ATP가 고갈된 상 태에서 탄수화물과 지방 모두의 체내 대사 연료를 빠르게 사용하도록 하고 ATP가 더 소모되는 과정을 억제하는 신호를 전달해요.

AMPK는 활성화된 근육에서 포도당 가용성을 높일 수 있도록 GLUT4라 고 부르는 포도당 운반체를 근육 세포로 이동하도록 신호를 보내요. 또 해당 과정을 자극하고 글리코겐 합성은 억제하는 것과 동시에 지방산 산화를 증 가시킴으로써 에너지 생산에 집중해요.

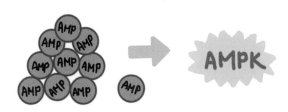

일반적으로 포도당을 에너지원으로 이용해 에너지를 만드는 미토콘드리아에는 지방산의 접근을 억제하는 말로닐-CoA(malonyl-CoA)가 존재하는데, AMPK가 활성화되면 말로닐-CoA를 만들어내는 효소인 아세틸-CoA 카르복실라제(acetyl-CoA carboxylase; ACC)가 불활성화되면서 말로닐-CoA가 고갈되기 시작해요. 그러면 지방산이 미토콘드리아로 접근해 에너지원으로 이용되기가 한결 수월해지므로 지방 산화가 증가하게 되고 그로 인해 포도당 운반은 억제되면서 포도당 농도 유지가 가능하다는 부가적인 효과가 있어요.

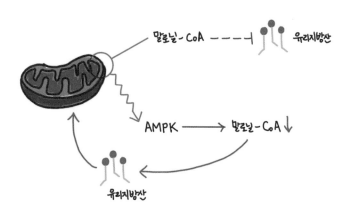

또한 AMPK는 아세틸-CoA를 콜레스테롤로 전환하는 주된 효소를 억제하기도 해요.

에너지원 동원의 장·단기간 조절

짧은 분 단위의 혈당 조절은 주로 혈액으로부터 에너지원의 저장을 촉진하는 인슐린과 저장된 에너지원을 끌어내는 글루카곤이 있어요. 글루카곤과 같은 역할을 하지만 글루카곤보다 약하게 작용하는 카테콜아민, 코르티솔, 성장호르몬은 에너지 요구가 커질 때 증가해요. 단기적으로 혈당 농도의 높고 낮음에 반응하며 대체로 호르몬들의 작용은 금세 사라져요. 몇 시간 혹은 며칠에 걸쳐 나타나는 장기간 조절은 말초 조직에서 포도당이 고갈되는 것을 억제하며, 즉각적인 포도당 사용에 대비해 적절한 양의 글리코겐을 간에 저장하고 있도록 해요. 따라서 장기간 조절은 포도당 이용 조절뿐만 아니라 글리코겐, 단백질, 중성지방을 아우르는 연료 저장과 이용 반응 전체를 관리해요.

지방 분해와 호르몬 조절

지방 조직의 대사는 지방산이 다시 지방의 저장 형태인 트라이글리세라이드(triglyceride)로 돌아가거나 트라이글리세라이드가 분해되어 유리지방산과 글리세롤로 나뉘어 에너지원으로 사용되거나 하는 두 가지로 나뉘어요. 이런 과정들을 모두 지방 분해 회로라고 해요. 지방세포 분해는 β-아드레날린성 수용체가 발현되어 cyclic AMP를 활성화하면서 이루어져요. 카테콜아민과 인슐린은 지방세포를 분해하는 효소인 리파아제(lipase)의 활성도를 증가시키거나 감소시키는데, 코르티솔, 갑상샘 호르몬(T3), 그리고 성장호르몬(GH)은 지방세포가 카테콜아민과 인슐린에 얼마나 민감하게 반응할 수 있는지를 조절해요.

성장호르몬의 경우 분비되고 2시간 정도 후에 지방세포를 지속적으로 분해해요. 성장호르몬과 코르티솔은 지방 조직에서 직접적으로 포도당 대사에 관여하고 지방산이 다시 중성지방 형태로 되돌아가지 않도록 인슐린에 대한 지방 조직의 민감도를 감소시켜요.

근육 내 대사와 호르몬 조절

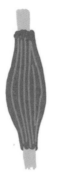

성장호르몬
↑ 단백질 합성
↑ 지방 이용

인슐린
포도당 흡수 ↑
글리코겐 합성 ↑
단백질 합성 ↑

코르티솔
↑ 단백질 분해
↑ 지방 이용

카테콜아민
(에피네프린 / 노르에피네프린)
글리코겐 분해 ↑

근육 내부로 포도당의 수송을 증가시키는 인슐린은 반대로 유리지방산 사용률을 감소시켜요. 근육의 포도당 의존도를 높이고 글리코겐 합성을 자극해요. 운동이 시작되면서 분비되는 에피네프린과 노르에피네프린은 근 글리코겐분해와 해당과정을 촉진하게 되는데, 에너지가 더 많이 필요하게 되어 근 글리코겐분해로 얻는 포도당 생산 속도가 에너지 요구 속도를 따라가지 못하게 될 경우, 해당과정을 통해 나온 피루브산염과 젖산염을 이용해 간에서 포도당 재합성을 유도해요. 성장호르몬과 코르티솔은 근육 세포에서 직접적으로 포도당 흡수를 억제하고 간접적으로 유리지방산을 동원하는데 작용해요. 코르티솔은 또 근육 단백질 분해를 촉진하는 이화 호르몬인데 이로 인해, 근육은 간에서 포도당신생당합성을 위해 근육 단백질 분해를 통해 나온 아미노산을 직접적으로 제공하게 돼요. 그 양이 많아지면 근 손실이 일어날 수 있는 과정이에요.

4강

운동과 식단 조절에서의
호르몬 작용

인간은 끊임없는 에너지 소비를 통해 환경에 적응해 살아가요. 인간의 생존에는 성장, 번식, 체온 유지는 물론이고 심지어 잠을 자는 동안에도 에너지를 보충하기 위해 꾸준히 연료를 공급해요. 음식 섭취량과 에너지 소비량은 때에 따라 다르지만, 음식물 형태로 섭취한 탄수화물, 지방, 단백질은 체내에서 소화되고 분해되어 근육, 간, 지방 조직 등에 저장되어 있다가 신체에 에너지가 필요할 때 이용된다는 사실은 이제 많이들 아실 거예요.

이번 시간에는 운동할 때 분비되는 호르몬의 작용과 식사를 했을 때 그리고 식사를 안 했을 때, 각각의 상태에서 호르몬이 어떻게 반응하는지 알아보도록 할게요.

일반적으로 운동을 시작하면 우리 몸은 운동하지 않고 있는 안정된 상태일 때보다 훨씬 더 많은 양의 산소를 요구하게 돼요. 따라서 신체의 산소 소모량이 전반적으로 증가해요. 운동하면서 요구되는 에너지는 근육과 간에 저장되어 있던 에너지원이 분해되어 혈액을 타고 이동하면서 필요한 조직에 의해 빠르게 흡수되면서 충족돼요. 주로 즉각적으로 에너지원으로 동원될 수 있는 포도당이 사용되는데 조직에 의한 흡수가 빠르게 이루어지는 포도당은 금방 고갈되기 쉬우므로 포도당 농도가 심각하게 감소하면서 다른 조절 작용이 없으면 생명이 위험해질 수도 있어요. 그럼 이제 무산소성 운동과 유산소성 운동에서의 호르몬 작용에 대해 알아볼게요.

무산소성 운동과 호르몬 작용

먼저 무산소성 운동에는 몇 초 동안 전력으로 달리는 스프린트나 순간적으로 폭발적인 힘을 써야 하는 역도 같은 운동이 있어요. 단시간에 최대한의 힘을 끌어내야 하는 무산소성 운동은 ATP, 크레아틴-인산 그리고 글리코겐을 주 에너지원으로 사용해요. 무산소성 운동을 할 때는 신체가 필요로 하는 에너지를 ATP-PCr 또는 인원질(phosphagen) 시스템이라고도 불리는 에너지 시스템을 지배적으로 사용함으로써 공급해요. ATP가 에너지로 계속 사용되어 고갈되면서 ATP에서 인산기가 떨어져 나온 AMP가 축적되고 AMPK가 활성화돼요. AMPK 활성화는 세포 바깥에서 안쪽으로 포도당 흡수율을 증가시켜 포도당과 글리코겐을 젖산염으로 분해하는 해당(glycolysis) 시스템을 통해 ATP를 공급하기 시작해요.

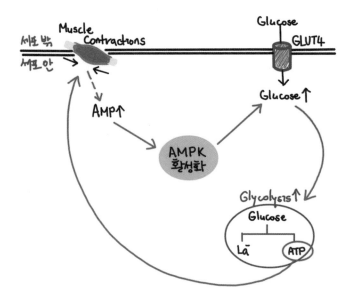

    운동이 시작되면서 전해진 신경 자극을 통해 떨어져 나온 칼슘은 근육 수축을 촉진하고 글리코겐을 글루코스로 분해해 해당과정으로 수월하게 들어갈 수 있도록 글리코겐 가인산분해효소(glycogen phosphorylase)를 활성화해요. 이런 모든 작용은 부신수질과 교감신경의 활성화로 분비되는 우리가 아드레날린이라고 알고 있는 에피네프린과 노르에피네프린에 의해 더욱 강화돼요.

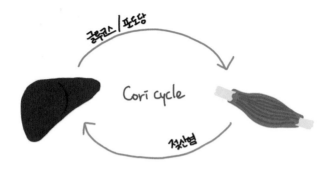

내분비계는 특히 근육이 연료 저장과 에너지 유지 및 재충전을 하기 위해서 중요해요. 휴식 또는 안정 시 상태에 있는 근육은 글리코겐을 최대치로 저장하고 있으며, 따라서 근육은 항상 최대 효과를 발휘할 수 있는 준비를 하고 있어요. 운동 후 회복 단계에서 근육에서 나온 젖산염은 다시 간에서 포도당으로 전환되며 에너지 재합성을 하고 코리 회로(Cori cycle)를 통해 근육으로 다시 돌아가요.

유산소성 운동과 호르몬 작용

운동 초기에는 혈액에서 흡수되거나 근육 글리코겐에서 분비된 포도당이 중요한 연료로 사용되지만, 운동 지속시간이 증가하고 운동 강도가 낮아지면서 지방산 사용에 더 의존하기 시작해요. 열량과 저장 측면으로 보면 지방이 포도당에 비해 훨씬 효율적인 에너지원이지만, 지방산이 분해되기 위해서는 포도당보다 훨씬 더 많은 양의 산소가 필요해서 산소 소비 측면에서는 포도당이 지방산보다 더 효율적인 에너지원이에요.

근육 글리코겐이 고갈되기 시작하면 저혈당증과 극심한 피로를 느낄 수 있는데 이런 현상을 최소화하기 위한 노력으로 역조절 호르몬들의 활성이 증가하고 인슐린은 억제되는 등 근육에 에너지원을 공급하고 포도당을 다시 만들어 비축하는 포도당신생당합성을 최대화해요.

운동을 시작하면 교감신경계가 활성화되는데 교감신경계 활성화를 통해 근육에 에너지를 공급하고 간에는 포도당 재합성을 위한 물질을 전달하고 힘을 쓰는 근육에 더 많은 혈액을 공급하기 위해 심혈관계를 활성화하기도 해요. 교감신경계 활성화는 인슐린 분비를 중단해요. 앞에서 언급했듯이 인슐린 분비 중단은 간이 포도당을 생산하고 근육에서 글리코겐을 분해하고 지방세포에서 유리지방산이 분해되어 사용되는 등 모든 일이 수월하게 진행되도록 해요.

간에서 이루어지는 포도당 생산의 증가는 주로 인슐린 분비 감소와 글루카곤 분비 증가 그리고 우리 몸이 스트레스에 대응할 수 있도록 준비시키는 카테콜아민 호르몬들에 의해 복합적으로 나타나요. 운동 초반에는 큰 영향이 없지만, 운동이 지속될수록 성장호르몬과 코르티솔은 지방산에서 유리지

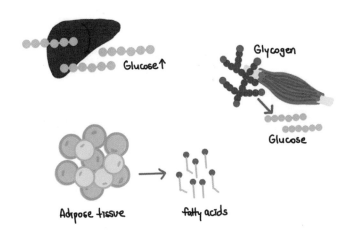

방산 분해를 촉진하고 세포에서의 포도당 낭비를 억제해요. 또한, 증가한 코르티솔은 간에서 포도당 신생당 합성을 촉진해요.

운동하고 있지 않은 근육에 저장된 글리코겐은 현재 운동하고 있는 근육과 운동 후 글리코겐이 다시 근육에 저장되기 전까지 중요한 탄수화물 공급원이에요.

운동하는 근육은 글루코스에서 분해된 glucose-6-phosphate을 완전히 이산화탄소와 물로 분해할 수 있지만, 운동하고 있지 않은 근육에서는 혈액을 통해 공급된 glucose-6-phosphate을 다시 피루브산염 또는 젖산염으로 전환해요. 그리고 간으로 이동한 피루브산염 또는 젖산염은 다시 포도당으로 재합성되어 운동하는 근육으로의 선택적 흡수가 이루어져요. 이렇게 체내 탄수화물이 고갈되지 않도록 우리 몸은 계속해서 항상성 유지를 위해 노력해요.

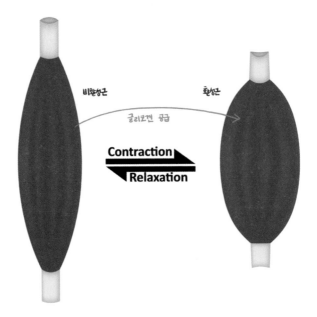

비활성 근육에서 활성화된 근육으로 글리코겐 공급

핏블리의 운동 호르몬 생리학

식사 이후 호르몬 작용

식사를 하게 되면 음식이 체내로 들어오면서 혈액 내 포도당 농도가 증가하고 증가한 포도당 농도를 정상 수치로 돌려놓기 위해 췌장에서 인슐린이 분비되어 세포 내부로 포도당이 흡수돼요. 인슐린은 췌장에 있는 랑게르한스섬(Langerhans islets)이라고 불리는 내분비 조직의 β(베타)-세포에서 생성되는데 식후 인슐린이 β-세포에서 분비되기 위해서는 세 가지 신호가 필요해요. 대뇌에서의 신호와 랑게르한스섬을 지배하고 있는 미주신경에서 분비되는 신경전달물질인 아세틸콜린(acetylcholine)과 혈관 작용 억제 펩타이드(vasoactive inhibitory peptide; VIP)를 통해 인슐린 분비가 촉진돼요.

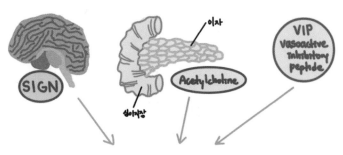

소장으로 내려온 음식물은 소장에서 인슐린 분비를 촉진하는 물질인 인크레틴(incretins) 분비를 활성화하고 글루카곤 유사 펩타이드-1(glucagon-like peptide-1; GLP-1)과 포도당 의존성 인슐린 촉진 펩타이드(glucose-dependent insulinotropic: GIP)의 분비를 자극해요. 또한, β-세포는 동맥 혈액에서 증가한 포도당이나 아미노산을 인지해 직접적으로 반응해요. 이렇듯 인슐린은 단백질 호르몬 혹은 전달물질이 없으면 작용하기 어려워요.

혈당 수치에 반응해 분비된 인슐린은 근육 세포나 간세포의 통로를 열고 세포 안으로 당, 아미노산, 지방산을 들여와요. 세포 안으로 이동한 영양소는 세포 내부에서 에너지 발전소 역할을 하는 미토콘드리아로 옮겨진 뒤, 변환과정을 거쳐 에너지로 전환돼요.

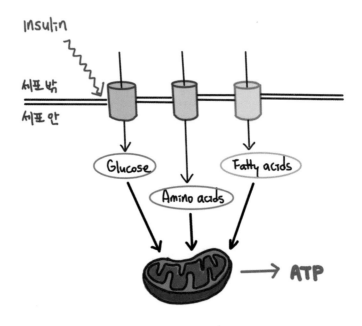

인슐린이 식후에 지배적인 영향력을 행사하는 동안에는 탄수화물과 지방은 간, 지방 조직 및 근육으로 이동되어 저장되고, 아미노산은 여러 조직에서 단백질로 전환돼요. 이렇듯 인슐린은 단순히 몸속 당 수치만 조절하는 것이 아니라 근육 형성을 위한 단백질 형성에도 중요하게 작용해요. 또, 인슐린이 열심히 분비되는 동안은 체내 지방 분해는 일어나지 않아요. 따라서 체지방 분해를 유도하려면 음식 섭취를 멈추고 인슐린이 쉴 수 있는 환경을 만들어주어야 해요.

핏블리의 운동 호르몬 생리학

식사를 마치고 위에서 음식물이 빠져나가 장으로 이동하면 우리 몸은 서서히 저장되어 있던 연료를 꺼내기 시작해요. 이때는 인슐린 분비가 멈추고 먼저 간에 저장되어 있던 글리코겐이 포도당으로 분해되어 에너지로 사용돼요. 성장호르몬과 코르티솔 수준은 낮게 유지되기 시작해요. 주로 뇌, 혈구 및 다른 조직으로 에너지가 흡수되는데, 지방 조직이 인슐린의 작용에서 벗어나면서 혈액 내 유리지방산 농도가 증가하며 그에 따라 근육의 포도당 의존도가 감소해요. 간에 저장된 글리코겐이 점차 고갈되면서 생명 유지를 위해 필요한 포도당을 보충하기 위해 아미노산과 글리세롤 등과 같이 당이 아닌 물질로 당을 만들어내는 포도당 신생당합성 작용에 의존하기 시작해요.

단식할 때 나타나는 호르몬 작용

마지막 식사 후 24시간이 지나면 인슐린 농도는 더욱 떨어지고, 글루카곤과 성장호르몬 농도가 증가하면서 체내 포도당 수준을 유지하려고 노력해요. 스트레스 호르몬인 코르티솔은 많이 증가하거나 감소하지 않고 일정 수준을 유지하는데 이로 인해 포도당 신생당 합성과 지방 분해가 진행될 수 있어요. 당질코르티코이드(glucocorticoid)와 성장호르몬은 근육과 지방 조직이 포도당을 최대한 사용하지 않도록 억제하는 작용도 하게 돼요. 저장된 지방을 에너지로 사용하기 시작하면서 지방 분해와 유리지방산 동원율이 증가하는데 이런 효과는 성장호르몬과 코르티솔에 의해 가속화돼요. 일정 수준 이하로 감소 된 인슐린 농도는 근육 단백질의 분해를 허락하는데 근육 아미노산이 포도당 신생당합성을 위한 재료로 사용되면서 근육 손실이 발생하게 됩니다.

만약 3일 이상 혹은 더 장기간 식사를 하지 않으면 성장호르몬과 감소

된 인슐린이 체내 유리지방산 대사를 더욱 활발하게 만들고 이로 인해 혈액 내 케톤체가 증가하게 돼요. 지방산을 이용해 간에서 생성된 케톤체는 아세틸-CoA(acetyl-Coenzyme A)로 전환되어 에너지 생산을 위해 크렙스 회로 (Krebs cycle)로 들어가게 돼요.

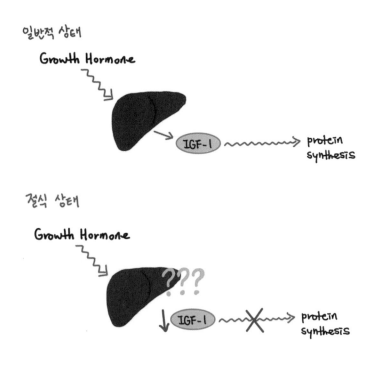

일반적으로 성장호르몬은 간과 다른 조직을 자극해 인슐린성장인자 (insulin like growth factor-1; IGF-1)를 분비하게 하고, 이는 단백질 합성을 자극하도록 해요. 하지만 절식 상태에서 성장호르몬이 유도하는 단백질 합성 신호에 대해 간은 무감각해지게 되어 인슐린 성장인자의 수준은 현저하게 떨어지게 돼요. 이런 반응은 혹시 모를 상황에 대비한 포도당 신생당 합성과 필수 단백질의 보충을 위해 아미노산을 최대한 아껴 두려고 하는 적응이에요.

핏블리의 운동 호르몬 생리학

지방 조직과 호르몬 코르티솔(Cortisol)

지방 조직은 이제 단순한 에너지 저장소의 역할을 넘어서 호르몬 분비, 식이섭취, 성장과 발달 및 번식에 있어서 활발한 조절자 역할을 하는 것으로 알려져 있는데요. 비만에서 나타나는 것처럼 중성지방이 가득 찬 지방 조직은 올바른 호르몬 분비가 어려워지며 인슐린에 대한 민감도가 떨어지고 당뇨병, 고혈압과 같은 대사질환 발병 우려를 높일 수 있어요.

지방세포가 성장해서 지방세포로서의 구조나 기능을 갖추도록 분화할때 성장호르몬, 인슐린, 코르티솔 호르몬이 중요하게 작용해요. 인슐린과 코르티솔은 지방세포가 되기 전 단계인 지방 전구세포를 지방세포로 분화하도록 촉진하는 역할을 해요. 반대로 성장호르몬은 지방 전구세포의 증식은 자극하지만, 전구세포의 지방세포 분화는 억제하며 지방세포 내 지방 저장을 제한하는 역할을 해요.

반대로 지방세포와 지방 전구세포가 코르티솔 호르몬의 비활성 단계인 코르티손(cortisone)을 활성 호르몬인 코르티솔(cortisol)로 바뀌도록 촉진하는 하이드록시스테로이드 탈수소효소-1(hydroxysteroid dehydrogenase 1; HSD 1)을 발현해요. 쉽게 설명하면 지방세포 자체가 코르티솔을 생산할 수 있다는 의미예요. 특히 HSD 1은 피하지방보다 내장 지방에서 농도가 더 높아 코르티솔 수준이 높은 상태에서는 복강 내 지방이 축적될 확률이 높아지는 거예요.

지구력 운동은 바로 이 포도당 수송체 수와 인슐린이 포도당을 근육으로 전달하는 능력 모두를 증가시켜서 포도당을 근육섬유 안으로 수송하는 능력을 향상해요. 즉, 근육섬유에 포도당이 잘 전달되어 있어서 근육은 혈중에서 포도당을 더 수송해오지 않아도 되어 불필요한 포도당 대사가 추가로 이루어지지 않게 해요. 실제로 지구력 훈련이 잘되어 있는 개인은 혈중 포도당 농도를 잘 유지하고 포도당 대사 또한 느리게 이루어져서 저혈당 위험에 대한 적응이 잘 되어 있다고 해요.

포만감 호르몬, 렙틴(Leptin)

지방세포는 렙틴(leptin)이라고 불리는 호르몬을 분비해 시상하부와 소통하고 포만감을 느끼게 해요.

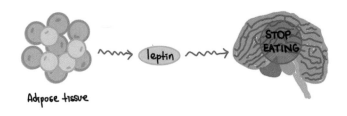

지방세포에서 생성되는 이 호르몬은 음식 섭취를 감소시키고 에너지 사용을 증가시켜 체중 감소가 일어나게 해요. 지방세포의 렙틴 수용체는 자율신경 자극에 반응해 지방 분해 속도를 증가시키게 돼요.

일반적으로 렙틴은 음식 섭취를 마친 후에 급격하게 상승하며 시간이 지날수록 감소하는데 혈액 내 렙틴 농도는 신장에 의해 4시간을 주기로 반감돼요. 혈중 렙틴 농도의 감소는 우리 몸이 음식 섭취를 더 하도록 하고 에너지를 저장하게끔 준비시켜요.

렙틴은 직접적으로 췌장 β-세포에 작용해 인슐린의 합성과 분비를 억제해요. 렙틴과 인슐린은 β-세포와 지방세포 사이에서 음성 되먹임 기전을 통해 조절돼요. 인슐린에 의한 렙틴 분비 신호 자극이 일어나면 렙틴에 의한 인슐린 분비는 억제돼요. 근육 안에서 렙틴은 AMPK를 활성화해 지방산의 분해와 포도당의 흡수를 증가시키면서 에너지 생성을 유도해요.

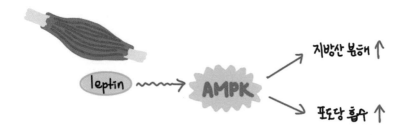

지방 조직의 또 다른 역할

지방 조직은 50가지가 넘는 아디포카인(adipokines)이라고 불리는 펩타이드를 분비해요. 분비되는 아디포카인은 면역 반응 및 염증과 같은 체내 대사와 지방 조직이 관련 있다는 것을 보여주는데 특히, 증가한 아디포카인 수준은 심혈관질환과 당뇨병 같은 대사증후군 발현 가능성과 관계가 있어요.

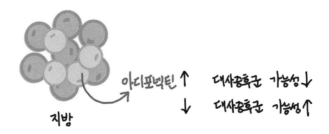

전적으로 지방세포에서 생산되는 펩티드 호르몬인 아디포넥틴 (adiponectin)은 다른 호르몬들에 비해 혈장에서 높은 분포도를 보여요. 아 디포넥틴은 인슐린 저항성에 대응하는 호르몬이기 때문에 아디포넥틴 호르 몬 농도가 감소하면 제2형 당뇨병, 비만, 심혈관계 질환 등과 같은 대사증후 군 발생 가능성이 증가해요. 주로 근육과 간에서 AMPK를 활성화하고 혈장 포도당 농도는 감소시키며 유리지방산 흡수율을 높여 분해를 증가시켜요.

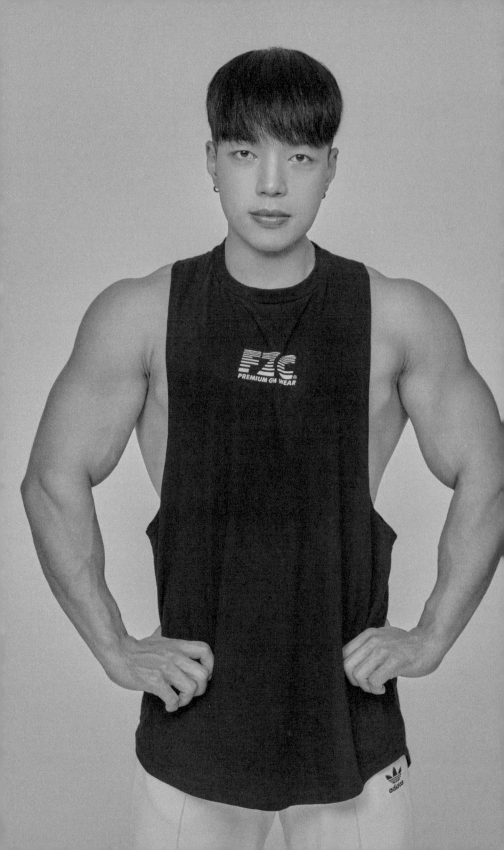

3장

성장 제어와 호르몬 조절

근육 성장, 골격 성장을
유도하는 호르몬 작용

신체적 발달 과정에서 빼놓을 수 없는 성장이라는 단어는 우리 몸의 질량 증가와 관련이 있어요. 사람의 경우 빠른 성장이 이루어지는 유아기에서 청소년기를 지나고 성인이 되는 성년기 이후에는 느리지만 꾸준한 성장이 이루어지는데요. 이 현상은 단순히 내분비계의 성장호르몬 역할뿐만 아니라 유전, 환경, 영양과도 밀접한 관계가 있어요. 우리 몸 안의 세포는 끊임없이 새로 생성되고, 또 그만큼의 세포가 사멸하는 과정을 살아가는 동안 지속해요. 이런 과정은 신체의 생리학적 적응과 균형을 위해 필수적이에요. 이번 장에서는 인간의 성장과 발달에 영향을 미치는 내분비계적 요인들, 즉 호르몬들과 그 호르몬들 사이의 상호작용에 대해 알아보도록 할게요.

성장호르몬(Growth Hormone: GH)

성장과 발달하면 곧바로 떠오르는 호르몬이 아마 성장호르몬일 텐데요. 성장호르몬은 소마토트로핀(somatotropin; STH)으로도 불려요. 성장호르몬은 정상적인 성장을 위해 매우 중요한 호르몬인데요. 특히 성장기에 성장호르몬이 부족할 때는 평균 성인 키에 도달하기가 어려워져요. 한참 성장하는 유년기와 청소년기에는 성장호르몬이 가장 주요한 역할을 하지만, 그와 더불어 갑상샘 호르몬, 부신호르몬, 그리고 인슐린 또한 적절히 분비되어야 해요. 성장호르몬은 뇌하수체에서 생성되기 때문에 뇌하수체 발달에 결함이 생기면 성장호르몬을 비롯해 갑상샘과 부신의 기능이 저하돼요. 어린 시절 성장호르몬 결핍으로 성장 지연이나 부족이 나타나는 뇌하수체성 소인증(pituitary dwarfism)은 영아기 때와 초기 유아기 때까지는 정상적으로 성장하기 때문에 치료 시기를 놓치기 쉬워요. 하지만 제때 치료를 하지 않으면 신장이 초등학생 키에서 멈출 수 있어요. 뇌하수체에 문제가 없어도 성장호르몬 결핍이 나타날 수 있는데 이때는 호르몬 합성이나 분비 과정에서 문제가 있을 수 있고, 또는 호르몬이 작용해야 하는 표적기관이 호르몬에 반응하지 않을 가능성도 있어요. 반대로, 성장호르몬이 과하게 생성되고 분비되면 성인이 됐을 때, 키가 2m 이상이 되는 거인증(gigantism)이 나타날 수 있고, 성인이 된 이후에도 얼굴 뼈와 손발의 뼈가 커지는 말단비대증(acromegaly)이 될 수 있어요. 이렇듯 성장호르몬의 결핍 혹은 과생산은 신체 발달에 주요한 영향을 미쳐요.

성장호르몬은 뇌하수체 세포에서 합성돼요. 뇌하수체에서는 여러 호르몬을 생산하고 합성하지만, 그중 성장호르몬의 생성과 분비가 뇌하수체의 역할에 3분의 1을 차지할 만큼, 뇌하수체에서 성장호르몬은 큰 부분을 차지하고 있어요.

핏블리의 운동 호르몬 생리학

성장호르몬이 얼마나 생산되어야 하는지 결정하는 호르몬은 성장호르몬방출호르몬(GHRH)으로 성장호르몬 생성을 뇌하수체에 주문하는 역할을 해요. 성장호르몬이 혈액으로 분비되면 표적세포의 성장호르몬 수용체와 결합해 세포 안으로 유입돼요. 성장호르몬의 분비는 특히 잠을 자는 동안 많이 이루어지기 때문에 성장기에 있는 청소년들은 너무 늦지 않게 잠자리에 들어 충분히 자는 것을 추천해 드려요.

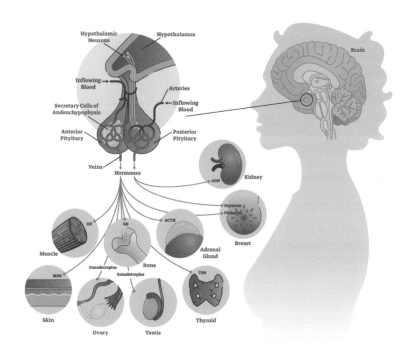

뇌하수체 전엽과 후엽에서 분비되는 호르몬 정리

성장호르몬 작용

성장호르몬이 뼈(골격) 성장에 미치는 영향에 대해 알아볼게요. 일반적으로 개인의 신장은 척주(vertebral column)와 다리뼈 길이에 의해 결정돼요. 유아기 시절 뼈 사이에 있던 연골이 뼈로 교체되는 과정을 거쳐 성장하게 되는데요. 다리뼈처럼 기다란 형태의 뼈는 뼈의 끝단, 골단 바로 아래에 있는 골단면에 있는 연골세포(chondrocyte)가 분열하면서 뼈 길이가 길어지며 성장해요. 이후 연골세포 주변의 뼈가 석화하고 혈관이 자리를 잡기 시작하면서 완전한 뼈로 대체돼요.

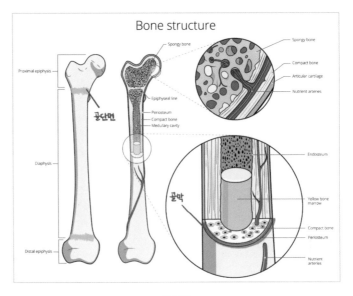

골 구조

우리가 흔하게 듣는 '성장판이 닫혔다'라는 의미는 연골세포가 지속적으로 증식하면서 골간 경계 부위가 골단을 계속 바깥쪽으로 밀어내게 되고, 골단면에 있는 연골 전구세포가 모두 소모되거나 더 이상 성장과 퇴화과정을

핏블리의 운동 호르몬 생리학

거치지 않고 분열 능력을 잃게 되면서 성장할 수 있는 능력을 상실하게 되는 것을 말해요. 뼈 성장은 길이뿐만 아니라 직경도 커져야 하는데요. 뼈를 둘러싸고 있는 골(외)막(periosteum)에서 골아세포(osteoblast)가 분열하면서 골막이 두꺼워져요. 또 골내막과 골외막 사이 세포가 죽고 다시 재형성(remodeling)하는 과정을 통해 뼈의 직경이 커지게 돼요. 체내에 성장호르몬이 부족하게 되면 골단면이 축소되고 연골전구세포의 분열이 제대로 이루어지지 않으면서 뼈 성장과 골밀도를 감소시킬 수 있는데, 골밀도가 낮아지면 작은 충격에도 뼈가 부러지기 쉽고 신체를 지지하기가 어려워져요.

중·장년층에 비해 이 책을 읽는 여러분은 상대적으로 골밀도에 대해서 중요하게 생각하지 않을 수 있어요. 하지만, 신체를 지지하는 지지대 역할을 하는 뼈가 건강하지 않다면 그 뼈에 붙어서 우리가 움직임을 만들 수 있도록 도와주는 골격근 또한 제대로 자리 잡고 성장하기 어려워요.

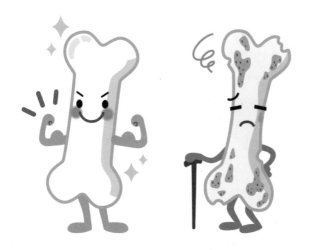

한 채의 집을 짓는다고 가정했을 때, 철골구조가 아직 잘 세워지지 않았는데 그 위에 예쁜 지붕을 올리고 실내장식을 고급스럽게 하는 것과 다름없어요.

간에는 성장호르몬이 자극하는 매개물이 있는데 그 이름은 인슐린유사 성장인자(insulin-like growth factor: IGF)예요. IGF는 혈액을 통해 운반되어 연골세포의 증식이나 단백질 합성에서 성장호르몬을 매개하는 역할을 하고, 이름에서도 알 수 있듯이 인슐린과 비슷한 작용을 하기도 해요. 혈장에 IGF 농도가 높으면 성장호르몬 농도와 성장률이 높다고 판단할 수 있어요. 반대로 혈장 내 IGF 농도가 낮으면 성장호르몬 농도와 성장률 또한 낮다고 봐요. 다시 말해서, 성장호르몬은 간과 표적세포에 직접 작용하고 특히 간에서 IGF 생산을 자극하는데 혈중 IGF의 일부는 간이 아닌 다른 조직에서 분비돼요. 간에서 생성된 IGF가 늘어날 경우 음성 되먹임 기전으로 뇌하수체에서 성장호르몬 분비를 억제하도록 해요.

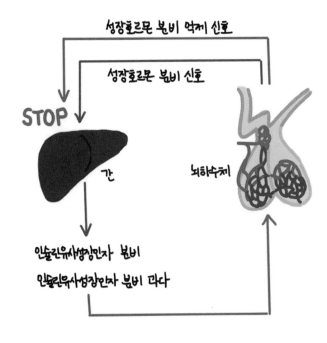

혈액 내부와 세포외액(extracellular fluid)의 IGF는 IGF 결합단백질(IGF binding proteins; IGFBPs)과 결합한 상태로 존재해요. 결합단백질과 결합한 형태의 IGF는 혈중에 저장되며 IGFBP는 IGF가 모세혈관을 넘나드는 것을 조절하는 역할을 해요. 분자 크기가 매우 작은 펩타이드 형태인 IGF는 결합단백질 없이 홀로 혈중에 떠다니면 모세혈관을 쉽게 통과해 수용체가 있는 다른 세포와 결합해 의도치 않은 세포증식을 유도할 수 있고 인슐린 수용체를 자극해 저혈당을 유발할 수 있으므로 항상 IGFBP와 1대1 결합을 한 상태로 혈액에 존재해요.

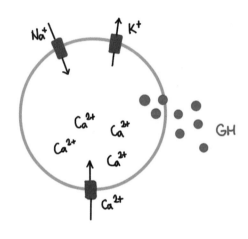

성장호르몬 분비 촉진 과정

성장호르몬 방출 기전을 살펴보도록 할게요. 성장호르몬방출호르몬(GHRH)이 먼저 cAMP를 합성하는 효소인 adenylyl cyclase를 활성화함으로써 연쇄적인 효소와 결합단백질 등의 활성화가 일어나요. 그로 인해 성장호르몬과 GHRH 수용체 유전자 전사(transcription)가 증가하게 돼요. 활성화된 GHRH 수용체가 G 단백질을 통해 나트륨-칼륨 채널을 자극하고 세포의 탈 분극화(depolarization)에 의해 칼슘 채널 단백질이 활성화해요. 세포의 탈 분극화가 일어나면 나트륨 채널이 열리고 칼륨 채널은 닫히기 시작해요. 또, 세포 내부로 칼슘이 유입되어 세포 내 칼슘 농도가 높아지면서 성장호르몬이 세포 밖으로 방출(exocytosis)됩니다. G 단백질에 연결된 그렐린 수용체 또한 2차 전령을 활성화하며 세포 내 칼슘 농도를 증가시켜요.

반대로 성장호르몬 분비를 억제하는 소마토스타틴은 G 단백질 억제 수용체(inhibitory G-protein)를 통해 adenylyl cyclase의 활성을 억제함으로써 작용해요.

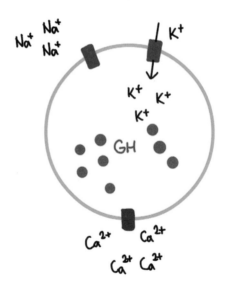

성장호르몬 분비 억제 과정

핏블리의 운동 호르몬 생리학

그림을 보면 cyclic AMP 경로가 억제되고 G 단백질을 통해 칼륨 채널이 활성화되고 칼슘 채널이 닫히며 전위차가 회복되게 하는 방법으로 성장호르몬이 더 이상 분비되지 않도록 해요.

체내 성장호르몬과 IGF가 부족하면 신체 조성에 변화가 나타나요. 단백질과 수분에 비해 지방 비율이 높아지게 돼요. 성장에 집중하던 신체가 성장호르몬 분비가 줄어들면서 조직 유지에 집중하게 되고 그에 따라 에너지 필요량이 감소하면서 에너지 대사 속도 또한 느려져요. 앞 장에서 지방세포와 호르몬의 관계에 대해 설명할 때, 성장호르몬이 지방 전구세포가 지방세포로 성숙하는 과정을 억제한다고 했던 부분이 있었어요. 이렇게 성장호르몬은 체내에 지방이 쌓이는 것을 억제하고 지방세포에서 더 많은 지방을 분해하도록 하는 방법을 통해 지방을 에너지원으로 사용하게 해요. IGF는 인슐린이 충분할 때는 오히려 지방 분해를 억제하기 때문에 체내 혈당 수준이 떨어지지 않고 계속 높은 수준을 유지할 경우, 지방 분해가 억제되어 체지방을 태워 지방을 에너지원으로 사용하기가 어려워져요. 성장호르몬은 직접적으로 지방세포에 작용해서 유리지방산을 동원하지만, IGF는 인슐린 분비를 억제하는 방법으로 지방세포가 지방을 더 축적하는 것을 억제해요.

성장 제어와 갑상샘 호르몬(Thyroid Hormone)

갑상샘 호르몬 또한 성장과 밀접한 관계가 있는 호르몬이에요. 갑상선기능저하증(hypothyroidism)이 있는 어린이는 성숙도 성장도 모두 지연되지만 늦지 않게 삼요오드타이로닌(triiodothyronine; T3) 혹은 티록신(thyroxine; T4)을 주입하는 치료를 받으면 정상 수준의 성장과 성숙에 도달할 수 있어요. 갑상샘 호르몬은 성장호르몬이 존재할 때, 성장 촉진에 관여해요.

갑상샘 호르몬이 부족한 사람에게서 정상적인 성장이 이루어지지 않는 것은 성장호르몬의 결핍이 주된 이유인데, 보통 성장호르몬에 대한 민감도 저하를 비롯한 복합적인 이유 때문으로 여겨지고 있어요. 갑상샘 호르몬에 대한 자세한 내용은 뒷장에서 설명하도록 할게요.

성장 제어와 인슐린(Insulin)

유아기와 청소년기 성장에 성장호르몬과 갑상샘 호르몬이 주요한 역할을 했다면, 아기가 엄마의 배 속에 있는 태아기에는 성장호르몬, 갑상샘 호르몬보다 인슐린이 성장을 촉진한다고 알려져 있어요. 실제로 당뇨가 있는 산모로부터 태어난 아기가 정상보다 크다고 알려져 있는데요. 포도당은 분자 크기가 매우 작아 아기를 감싸고 있는 태반을 쉽게 통과할 수 있기 때문에 당뇨가 있는 산모에게서 당 조절이 제대로 되지 않았을 때, 태아의 혈당도 함께 높아져 태아의 인슐린 분비를 자극하게 돼요. 앞에서도 말했듯이, 인슐린은 IGF와 관련이 있으므로 인슐린 농도가 일정 수준에 미치면 IGF 수용체를 자극해 태아의 성장을 유도할 수 있어요.

여기서 정확하게 짚고 넘어가야 하는 부분은 인슐린이 성장호르몬 분비에 영향을 미치기는 하지만 인슐린 자체가 성장호르몬 분비를 촉진하는 것은 아니라는 점이에요. 인슐린은 단백질 합성을 촉진하고 단백질 분해는 억제하는 역할을 해서 체내 인슐린 농도가 수준 이상으로 떨어지면 단백질 분해가 일어나게 돼요. 그럼 성장호르몬이 분비되어 단백질 합성을 유도하려고 해도 인슐린이 부족한 상태에서는 정상적인 단백질 합성 반응이 일어나기 어려운 상태가 되는 거예요. 따라서 성장호르몬이 제대로 작용하기 위해서는 체내 인슐린 농도가 일정하게 유지되어야 해요.

성장 제어와 당질코르티코이드(Glucocorticoid)

당질코르티코이드 혹은 글루코코르티코이드라고 부르는 호르몬은 부신피질에서 생성되는 스테로이드류 호르몬 그룹이에요. 당질코르티코이드 호르몬은 이름에서 알 수 있듯이 포도당 대사 조절에 관여해요. 또한, 면역 시스템에 작용해 염증과 알레르기처럼 과하게 활성화된 증상을 완화하는 데 사용돼요. 당질코르티코이드 수용체에 결합하면서 작용하는데 결합 후 활성화된 수용체-복합체는 세포핵에서 항염증 단백질을 조절하고 세포핵에서 염증을 유발하는 단백질의 표출은 억제하는 역할을 해요.

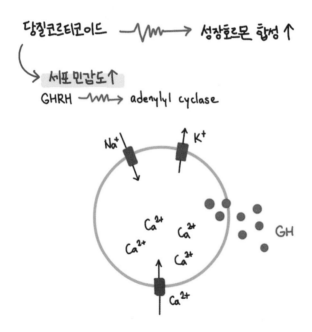

성장호르몬 합성 촉진 과정

성장호르몬과의 관계에 있어서 당질코르티코이드는 성장호르몬 합성을 촉진하는데, 성장호르몬의 전사를 높이고 성장호르몬 분비세포가 GHRH에 더 민감하게 반응하도록 반응성을 증가시켜요.

하지만 당질코르티코이드가 과하게 분비될 때 오히려 성장호르몬 분비를 억제하고 부신피질의 기능은 항진되어 성장 및 발육이 저하되는 쿠싱 증후군(Cushing's disease)과 같은 상태를 유발할 수 있어요.

Myokine: 마이오카인

근육의 기능 중에는 단순히 움직임, 힘, 자세 유지에 관여하는 것뿐만 아니라 상당한 양의 트라이글리세라이드(triglycerides)와 글리코겐 등을 저장하는 에너지 창고 역할이 있기도 하고, 무산소성 해당과정과 같은 에너지 대사가 발생하는 곳이기도 해요. 지방세포가 아디포카인(adipokine)이라고 불리는 세포 신호 전달 단백질들을 분비하는 것처럼 마이오카인(myokine)은 근육이 수축할 때 주어지는 자극에 반응해 골격근 세포에서 생성되고 방출되는 수백 개의 사이토카인(cytokine) 또는 작은 단백질로써 자가 분비(autocrine)[1], 측 분비(paracrine)[2] 그리고 내분비(endocrine)[3] 기능이 있어요.

---

1. 세포가 호르몬이나 화학적 메신저를 분비해 같은 세포의 자가 분비 수용체에 결합하여 세포의 변화를 일으키는 세포 신호 전달의 한 형태

2. 주변분비, 근거리 분비라고도 하며 분비된 물질이 주변 근접 세포에 작용하는 경우

3. 호르몬을 생산하고 혈액을 통해 분비하여 인체 기능을 조절하고 통제함

마이오카인의 주된 생리학적 기능으로는 골격근의 운동 능력 향상과 그 기능을 유지하는 역할이 있는데요. 아직 밝혀지지 않은 종류를 포함해 무수히 많은 마이오카인이 있지만 그중 운동과 관련되어 운동 효과를 낸다고 잘 알려진 내용들을 살펴보도록 할게요.

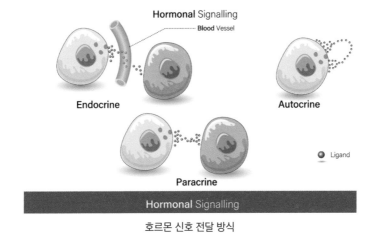

호르몬 신호 전달 방식

운동을 시작하고 근육이 반복적인 수축을 하게 되면 근육 세포에는 다양한 변화가 나타나게 돼요. 근육섬유만 놓고 봤을 땐, 지구력 트레이닝의 경우 지근 섬유 활성도가 커지며 세포 내 칼슘 농도가 상대적으로 낮은 진폭으로 계속 증가하는 반면, 저항성 트레이닝 중에는 속근 섬유 또는 해당 섬유가 간헐적이지만 상대적으로 높은 진폭으로 작용하게 됩니다.

하지만 우리 몸이 운동하기 시작하면 단순히 근육이 수축과 이완을 하며 움직임을 만드는 것을 넘어서 체내 대사적 반응, 신경 신호 전달 인자, 받는 힘에 대한 역학적 스트레스 그리고 신경 내분비 호르몬들의 작용으로 인한 자극 전달이 모두 이루어져요. 여기에서 세포 대사 작용에 주요하게 작용하는 peroxisome proliferator-activated receptor gamma coactivator 1-alpha, 줄여서 PGC-1라고 부르는 세포 조절 활성 인자가 있어요. 세포 유전자 전사에 관여하는 보조 활성 인자는 주로 단백질 복합체로 구성되어 있고 특히 골격근, 심장, 지방세포 등에 많이 존재해요.

PGC-1의 활성화는 앞에서 언급한 마이오카인 생성 및 분비를 비롯해 미토콘드리아 생합성, 글루코스 흡수, 혈관 신생, 염증반응과 활성산소 감소까지 전반적인 세포의 생리적 반응에 관여한다고 알려져 있어요. 오랜 좌식 생활로 인해 골격근 내부의 PGC-1α가 낮은 수준으로 발현되면 역시 췌장의 베타(β)세포[4]와 같은 조직에 부정적인 영향을 미쳐 체내 염증반응을 일으킬 수 있어요.

특히 전신 염증반응과 관련 있다고 알려진 종양괴사인자-알파(tumor necrosis factor-α; TNF-α)와 인터류킨-6(interleukin-6; IL-6)이 있어요. 여기서 IL-6는 염증성과 항염증성 두 가지 반응에 모두 작용하는 마이오카인이에요. IL-6의 염증성 반응을 먼저 보자면 조직이 인슐린에 반응해 글루코스를 흡수하는 능력이 떨어지는 인슐린 저항성 발생 가능성을 촉진해요. 하지만 운동으로 인한 외부 자극을 통해 증가한 혈장 IL-6 농도는 항염증에 관여하는 또 다른 사이토카인 농도를 증가시킴으로써 항염증 반응을 촉진하기도 해요. 특히 골격근 섬유에서 운동 중, 후 IL-6 생성 및 분비가 증가하는 것을 배양 세포 실험을 통해 확인했어요. IL-6 생성의 경우 운동 후 결합조직과 뇌, 지방 조직에서도 증가하는 모습을 보였어요. 골격근에 의한 IL-6 분비는 다른 신호 전달 물질들을 통해 AMPK[5]를 활성화하고 그 결과로 체내 글루코스 흡수율과 지방산 산화를 증가시켜요. 또한 IL-6는 간 글리코겐분해, 포도당신생당합성 및 글루코스 분비를 촉진한다고도 알려져 있어요. 따라서 적당한 운동을 하게 되면 염증반응을 억제하고 체내 대사를 효율적으로 변화시키도록 유도할 수 있게 됩니다.

---

4. 인슐린 합성과 분비에 관여하는 세포
5. 세포 내 에너지 항상성 유지를 돕는 효소

인터류킨-6 (interleukin-6)	
염증성 반응	항염증성 반응
인슐린 저항성 ↑	AMPK 활성화
글루코스 흡수 능력 ↓	글루코스 흡수 능력 ↑
-	지방산 산화 능력 ↓

인터류킨-8(interleukin-8; IL-8)은 근육이 늘어나면서 외부 힘의 작용에 저항하는 신장성 근육운동을 한 뒤, 혈장 내 농도가 높아진다고 알려져 있어요. 이 마이오카인은 혈관 신생도 촉진하는데요. 흥미로운 점은 수축성 근육운동을 하고 났을 때는 그 농도가 증가하지 않았어요. 즉, 신장성 수축으로 근육섬유 손상이 이루어졌을 때 분비가 증가하는 전형적인 염증성 반응이라고 볼 수 있어요. 근육에서 분비되는 IL-8는 자가 분비와 측 분비의 방식으로 작용한다고 알려져 있어요.

인터류킨-15(interleukin-15; IL-15) 또한 염증성 사이토카인으로 주로 골격근에 분포해 있고 심장, 폐, 간, 신장과 같은 조직에서도 발견돼요. 골격근의 합성 즉, 동화작용에 관여하는 단백질로 한 세트의 저항성 운동만으로도 유전정보 전사 단계에서 IL-15 농도가 높아지는 것을 연구를 통해 확인했어요. IL-15는 근육 내 수축성 단백질 생성을 촉진하는데, 과발현되었을 때는 근세포 비대를 일으킨다는 사실을 시험관 실험을 통해 알아냈어요. IL-6와 비슷하게 IL-15 또한 골격근의 글루코스 흡수와 지방산 산화를 촉진해요.

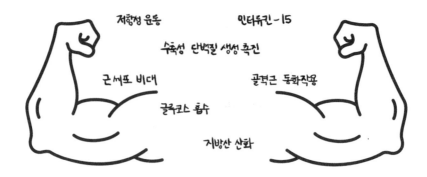

하지만 본인의 운동 능력을 넘어서는 고강도 운동 또한 전신 염증반응을 일으키는 요인이 되거나 감염에 취약한 상태를 만들 수도 있어요. 이렇듯 본질적으로 운동과 근육의 기능 그리고 염증은 매우 복잡하게 상호 연결되어 있을 수밖에 없습니다. 즉, 운동의 강도와 빈도 그리고 종류에 따라 개인이 얻게 되는 효과는 달라져요.

우리 몸의 칼슘, 염분 그리고 수분 균형 조절자

우리가 흔히 전해질이라고 부르는 몸속 나트륨 혹은 염분과 수분의 균형은 내분비계 호르몬들에 의해서 정확하게 조절돼요. 혈액 삼투질 농도(osmolarity)[1]는 혈액이 우리 몸의 어느 한 곳에 몰려 그 부분의 혈압이 높아지지 않도록 수분과 염도를 민감하게 조절하는데 이 항상성에 의해 혈액의 수분 저장과 염분의 균형이 일정하게 유지될 수 있어요. 특히 혈액 내 염분은 혈관의 부피를 조절하는 데 아주 중요한 역할을 해요.

신장에서 이루어지는 수분 조절은 뇌하수체 후엽에서 분비되는 항이뇨 호르몬(ADH)에 반응하고 역시 신장이 담당하는 염분의 저장과 손실은 레닌(renin)-안지오텐신(angiotensin)-알도스테론(aldosterone) 시스템과 심

---

1. 용액 1L당 용질 농도의 측정치

방에서 분비되는 심방나트륨이뇨인자(atrial natriuretic peptide; ANP)에 의해 조절돼요.

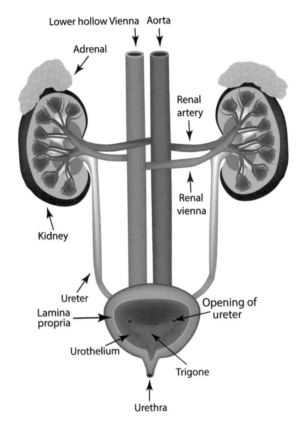

신장과 방광의 구조

사실 영양분 공급과 우리 몸의 항상성을 유지할 수 있도록 하는 여러 가지 균형 조절자에 대해 이야기할 때, 빼놓을 수 없는 부분이 심혈관계 혹은 순환계예요. 내분비계의 호르몬들은 신경전달 물질들과는 다르게 혈액을

핏블리의 운동 호르몬 생리학

통해 표적세포에 도달하고 반응을 일으키기 때문이에요. 심혈관계는 혈액을 통해 세포의 환경을 보존할 수 있도록 영양분을 제공하고, 화학적 신호로 정보 전달을 하고, 다시 세포에서 나온 분비물과 배설물을 운반하는 역할을 해요. 처음 심장에서 나가는 동맥혈과 모세혈관으로 전달되는 혈액은 적당한 압력에 의해 이루어져요.

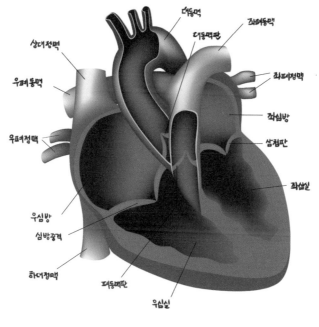

심장의 구조

동맥 혈관이 작아져 아주 작은 혈관이 되면 우리가 세동맥이라고 부르는 혈관이 돼요. 동맥과 세동맥은 평활근 벽을 가지고 있고 평활근이 이완하고 수축하면서 필요한 조직으로 혈액이 흐르도록 유도해요. 여기서 혈액이 흐를 수 있도록 압력을 제공하는 심혈관계와 혈액의 양을 조절하는 내분비계가 함께 작용합니다.

모세혈관의 경우 작은 분자들을 투과하는데, 혈액과 세포 사이층의 균형을 빠르게 맞추는 역할을 해요. 혈액과 세포 사이층 액은 함께 세포외액을 구성하고, 이는 신체 수분량의 3분의 1을 차지하는 양이에요. 세포내액의 칼륨 농도는 세포외액과 비교했을 때 약 30배 정도 많고, 세포외액의 나트륨 농도는 세포내액과 비교했을 때 약 10배 이상 높아요. 즉, 칼륨은 세포내액에, 나트륨은 세포외액에 더 많은데요. 따라서 혈액을 구성하는 액체 성분인 혈장은 세포 사이층과 세포내액 사이에서 삼투질 농도를 조절하기 때문에 신체 전체의 삼투질 농도를 조절한다고 볼 수 있어요. 특히 나트륨은 세포외액에 높은 농도로 분포하고 세포 내부에는 매우 낮은 농도로 존재하기 때문에 나트륨 균형의 변화는 세포 수분 전체 양과 분포도에 영향을 미쳐요. 다시 말해, 혈액량 조절에는 수분의 항상성도 중요하지만, 나트륨의 흡수와 배출 또한 중요한 요인이에요.

염분과 수분의 균형

마트나 슈퍼에서 쉽게 구매할 수 있는 음식에는 나트륨이 다량 포함되어 있어요. 일반적인 과자나 스낵류에는 모두 나트륨이 첨가되어 있는데요. 이렇게 음식을 통한 나트륨 섭취로 몸속 나트륨 농도가 증가하고 나트륨 배출은 주로 소변을 통해 이루어져요. 운동할 때 나는 땀으로도 나트륨 배출이 많이 일어난다고 생각할 수 있는데, 사실 과한 땀 배출이 아니라면 땀과 대변을 통한 나트륨 배출량은 소량이에요. 체내 나트륨 농도는 신장에 의해 일정하게 유지됩니다. 실제로 나트륨 섭취를 과하게 해서 일일 염분 섭취량이 심각하게 늘었다고 해도 일정하게 염분 균형을 유지할 수 있어요.

성인의 경우 하루 1.5~2L 정도의 수분을 섭취하고 또 그만큼 배출하는데요. 수분 역시 대부분은 액상이든 고형이든 음식으로 섭취하고 그 외 나머지는 탄수화물과 지방이 몸속에서 대사될 때 생산돼요. 수분의 배출은 주로 소변과 대변을 통해 이루어지지만, 피부와 폐를 통해 증발하기도 해요. 혈액 부피 조절은 간접적으로 나트륨 농도에 영향을 받아요. 신장에 작용해 수분과 전해질의 균형을 조절하는 호르몬에 대해 알아보기 전에 신장의 기능에 대해 먼저 알아보도록 할게요.

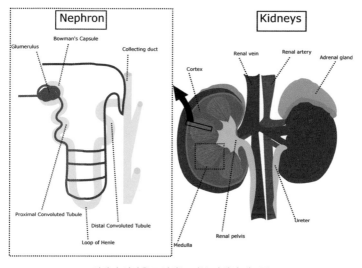

신장과 신장을 구성하는 기본 단위인 네프론

사람의 신장에는 대략 백 만개의 네프론(nephron)이 있어요. 네프론은 신장을 구성하는 기본 단위로 신장단위 혹은 콩팥단위라고도 부르는데요. 네프론은 필요에 따라 전해질을 재흡수하기도 하고 배출하기도 하며 소변과 혈장의 구성 성분을 조절하는 역할을 해요. 네프론과 연결된 사구체(glomerulus)는 모세혈관이 실타래처럼 뭉쳐져 있는 모습으로 초미세 물질을 걸러내는 몸속 여과기예요. 사구체에서 걸러진 혈액은 세뇨관(renal tubule)으로 이동하게 됩니다. 세뇨관은 모세혈관으로 둘러싸여 있어서 물질 교환이 수월하게 일어나요. 사구체에서 걸러진 여과액의 99%는 세뇨관에 의해 재흡수 됩니다. 이때 재흡수 되는 힘은 나트륨 능동수송[2]으로 인한 삼투압에 의해 생겨요.

　이후 사구체 여과액은 근위 세관(proximal convoluted tubule), 헨레 고리(loop of Henle), 원위 세관(distal convoluted tubule), 연결 세관, 집합관 등을 거쳐서 신우(renal pelvis)를 통해 소변으로 빠져나가요. 근위 세관에는 나트륨/칼륨 ATPase가 분포해 있어 펌프 작용을 통해 나트륨 이온 3개를 칼륨 이온 2개와 교환해 세포 밖으로 이동시켜 나트륨 농도 차이를 형성하는 힘이 있어요. 근위 세관에서 나트륨 3분의 2와 수분 재흡수가 이루어집니다. 포도당과 아미노산 같은 영양소의 재흡수 또한 근위 세관에서 일어나는데 정상적인 혈중 포도당과 아미노산 범위에서는 100% 재흡수가 되지만, 혈중 포도당 농도가 재흡수 능력을 초과하게 될 때 소변을 통해 포도당이 빠져나가게 돼요. 이를 당뇨병이라고 합니다. 헨레 고리는 얇은 하행관(thin descending limb), 얇은 상행관(thin ascending limb), 그리고 굵은 상행관(thick ascending limb)으로 구성되어 있는데요. 얇은 하행관에서는 물이 자유롭게 드나들고, 얇은 상행관에서는 나트륨만 투과되어요. 굵은 상행관에서는 식용 소금의 주성분인 염화나트륨만 이동할 수 있어요. 얇은 상행관과 굵은 상행관을 지나면서 사이층의 나트륨 농도가 증가하기 때문에 물이 자유롭게 드나들 수 있는 얇은 하행관에서 물이 빠르게 이동해 수분과 염분의 균형을 맞추게 돼요. 사구체로부터 가장 멀리 있는 원위 세관에서는 칼륨 이온과 나트륨 이온의 추가적인 재흡수가 이루어집니다. 이제 신장 기능을 조절하는 호르몬에 대해 알아볼게요.

---

2. 세포에서 농도 차이를 극복하며 물질을 운반하는 과정 (저농도 → 고농도)

항이뇨호르몬(ADH)

항이뇨호르몬(antidiuretic hormone; ADH)은 아르기닌 바소프레신 (arginine vasopressin; AVP)으로도 알려져 있어요. ADH는 신장에 작용해 혈장 삼투질 농도가 높거나 혈장 부피가 감소할 때 체내 수분을 보존하는 역할을 해요.

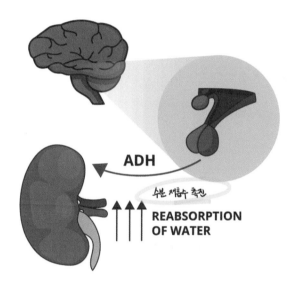

뇌의 하부에 있는 시상하부에서 생산되는 ADH는 뇌하수체를 통해 혈액으로 방출됩니다. ADH가 신장에 도착하면 체내 수분량을 보존하고 더 농축된 소변을 만들도록 신호를 보내요. 보존된 수분은 혈액을 묽게 하고 혈액내 삼투압 농도를 낮추며 혈액 부피는 증가시키고 혈압을 높이는 역할을 하게 됩니다. 체내 수분이 부족할 경우, 뇌는 계속해서 수분을 보충하라는 신호를 보내는데요. ADH가 너무 적게 생산되거나 우리 몸이 ADH에 반응하지 않게 되면, 심각한 갈증을 느끼고 화장실을 자주 가게 되며, 탈수 증상과 혈중 나트륨 농도가 높아지는 현상이 나타나게 돼요. 반대로 ADH가 너무 많이 생산되거나 우리 몸에 수분 보유량이 너무 높아지게 되면, 혈액 부피가 늘어나며 어지럼증, 두통, 혼미, 지치고 무기력한 느낌을 느끼게 되고 혈중 나트륨 농도가 굉장히 낮아지는 현상이 발생하게 됩니다.

항이뇨호르몬과 같은 의미로 사용되는 아르기닌 바소프레신의 경우에는 혈관 근육의 강력한 수축을 유도하는 인자로 노르에피네프린이나 안지오텐신II 등이 혈관을 수축시키는 것보다 그 활성도가 10배 이상이 되는 걸로 알려져 있어요. 증가한 바소프레신은 신장 여과 과정의 끝부분에 있는 집합관에서 세포 표면에 있는 수분 단백질인 아쿠아포린(aquaporin)을 활성화해 물 재흡수를 촉진해요. 혈관에서는 평활근에 작용해 동맥 수축을 유도하고 그런 과정에서 모세혈관과 정맥의 혈압을 낮추는 혈액의 재분배가 이루어집니다.

ADH 분비는 크게 혈장 삼투질 농도, 혈액량, 수분 배출량 변화에 따라 조절돼요. 먼저 혈액 삼투질 농도 증가가 ADH 분비를 촉진합니다. 삼투질 농도 증가에 대한 반응이 매우 민감해서 1~2% 정도의 변화에도 ADH 분비가 촉진돼요. 삼투질 농도 변화 감지는 세포의 부피 변화를 통해 이루어지는데요. 삼투압이 낮을 때는 수분이 세포 안으로 이동해 들어오며 부풀게 되고, 삼투압이 높은 환경에서는 세포 내부에 있던 수분이 밖으로 이동하며 세포가 쭈글쭈글해지게 돼요.

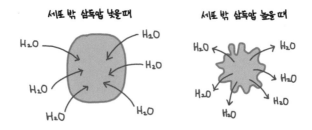

핏블리의 운동 호르몬 생리학

삼투압이 높을 때, 이온 통로가 활성화되며 막의 탈분극[3]과 활동전위[4]가 생기며, 삼투압이 낮아지면 이온 통로가 닫히면서 세포가 팽창하는 과분극[5] 상태가 됩니다. 여기서 가장 강력한 삼투질(액체에 녹아 있는 입자)로 작용하는 물질이 앞에서 언급한 염화나트륨이에요.

혈액량의 변화는 삼투질 농도 변화와는 달리 ADH 분비가 빠르고 민감하게 일어나지 않아요. 동맥은 높은 압력을 유지하고 정맥은 낮은 압력을 유지하는데 신장에 있는 압력 수용기에 의해 간접적으로 혈액량 변화를 감지합니다. 혈액량 변화로 ADH가 분비될 정도가 되려면 혈액의 10~15% 이상이 소실되어야 위급 반응으로 인식하고 혈액 내 ADH 분비가 급속도로 증가하게 돼요.

수분 배출량이 정상 범위보다 늘어 흡수량과 균형을 이루지 못하게 되면 체내 삼투질 농도가 증가하고 염분의 농도가 급격하게 높아지며 위험한 상황에 이르게 될 수 있어요. ADH 결핍으로 소변이 묽어지는 병에 걸린 경우, 소변량이 아주 많아져 심하면 하루 20L 이상의 수분을 배출하게 돼요. 반대로 너무 많은 양의 ADH가 분비될 때는 수분 재흡수가 과하게 이루어지며 혈액 내 염분 또는 전해질이 비정상적인 수준으로 희석되며 사망에 이를 수 있어요.

레닌-안지오텐신 시스템(Renin-angiotensin system)

레닌-안지오텐신 시스템 또는 레닌-안지오텐신-알도스테론 시스템(RAAS)

---

3. 세포가 극적인 전기적 변화를 겪을 때 세포 안에서 일어나는 급격한 변화

4. 세포가 흥분해 세포막 사이의 이온 조성차로 나타나는 일시적 변화

5. 세포막 안과 밖의 전위차가 정상보다 더 커진 상태

은 체내 호르몬 시스템으로 혈압과 세포외액의 부피를 조절하는데 필수적인 내분비계 경로예요. 알도스테론은 스테로이드 호르몬으로 부신에서 분비되고 수분과 염분의 균형을 이루는 데 매우 중요한 역할을 해요. 주로 신장 집합관에 작용해 나트륨 재흡수와 칼륨 분비를 촉진하는데, 나트륨이 흡수되면서 수분 재흡수 또한 촉진하기 때문에 세포 사이층과 혈관의 부피가 증가하게 돼요. 이런 알도스테론의 분비는 안지오텐신II에 의해 조절됩니다.

안지오텐신II는 혈액에 존재하는 안지오텐시노겐(angiotensinogen)이라고 불리는 안지오텐신 II의 전구물질로부터 단백질이 절단되면서 만들어져요. 안지오텐시노겐 대부분은 간에서 만들어지지만 모든 안지오텐시노겐이 간에서 생성되는 것은 아니며, 효소 레닌에 의해 절단이 촉진되어 안지오텐신 I으로 먼저 방출돼요. 하지만 다음의 그림에서 보이듯이 안지오텐신I은 불활성화된 상태로 혈액에 흐르게 되고 활성상태인 안지오텐신II로 전환되기 위해서는 안지오텐신 전환효소인 ACE(angiotensin converting enzyme)가 필요해요. 결과적으로 안지오텐신II 생성 비율은 신장에서 분비되는 효소 레닌이 얼마만큼의 안지오텐시노겐을 절단하는지에 따라 달라진다고 볼 수 있어요.

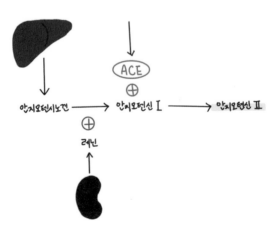

핏블리의 운동 호르몬 생리학

레닌은 신장에 있는 사구체에서 합성되고 분해되는데 위에서 언급한 것처럼 단백질을 분해하는 효소예요. 레닌 분비 촉진은 cyclic AMP에 의해 일어나고 억제는 칼슘 증가로 이루어져요. 레닌의 분비를 촉진하는 신호에 대해서 알아볼게요. 먼저 신장의 사구체 세포는 평활근 세포로 구성되어 있고 교감신경계에 반응해요. 심장에 있는 압력 수용기가 혈압 저하를 인식하면 반사적으로 교감신경이 활성화됩니다. 교감신경의 끝에서 분비되는 노르에피네프린이 사구체에 있는 β-아드레날린성 수용체와 결합하면 cyclic AMP를 합성하는 효소인 adenylyl cyclase가 활성화되며 cyclic AMP 생성이 촉진돼요. 그림을 보면 이해가 조금 더 쉬울 거예요.

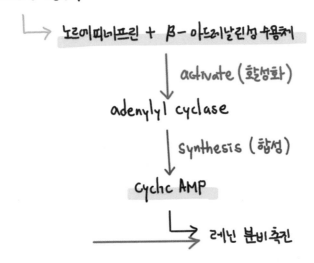

반대로 혈압이 높아져 동맥벽이 늘어나는 것을 인식하면 심방 나트륨 이뇨 펩티드(atrial natriuretic peptide; ANP)가 레닌 분비를 억제하게 됩니다.

사구체의 혈압이 감소하는 것 또한 레닌 분비를 촉진하게 되는데요. 사구체 안에서 혈압이 떨어지게 되면 그만큼 혈액순환이 더디게 이루어지게 되고 따라서 사구체 혈압 감소는 여과 기능 감소로 이어집니다. 그로 인해 원위 세관으로의 염화나트륨 전달이 어렵게 되면서 사구체 세포에서 cyclic AMP 농도가 증가하며 레닌이 분비돼요.

혈압 증가 ⟶ ANP ⟶ 레닌 분비 억제

역시 반대로 염화나트륨 흡수가 증가하면 사구체 내부 세포에서 아데노신(adenosine)을 방출하게 되고 아데노신은 사구체 세포 내부의 칼슘 농도를 높이면서 레닌 분비를 억제하게 됩니다.

이렇듯 레닌-안지오텐신-알도스테론 시스템은 음성 되먹임 혹은 네거티브 피드백 기전에 의해 조절돼요. 레닌과 사구체 사이의 전체적인 조절 과정을 볼게요.

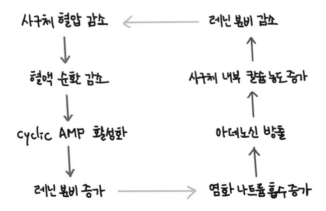

핏블리의 운동 호르몬 생리학

신장에서 나트륨 재흡수가 일어나면 그와 비례해 수분이 재흡수 됩니다. 나트륨 재흡수로 인한 혈액량 증가는 음성 되먹임 기전을 통해 알도스테론과 레닌 분비를 조절하게 되고, 안지오텐신II는 직접적으로 나트륨 재흡수와 혈액량, 혈압 균형 유지를 위한 기능을 수행해요. 하지만 여기서 중요한 것은 알도스테론이 없는 상태에서의 안지오텐신II는 제 기능을 할 수 없다는 점이에요.

심방나트륨이뇨인자(ANF)

심방나트륨이뇨인자(atrial natriuretic factor; ANF)는 명칭 그대로 소변으로 나트륨 배출을 촉진하는 인자로, 혈액의 부피와 혈압을 감소시키는 역할을 하므로 안지오텐신II의 역할과 반대됩니다. ANF 분비가 교감신경 활성도를 떨어트리고 부신에서 분비되는 노르에피네프린 분비가 감소하면서 혈관에 작용하는 압력이 낮아지게 돼요. 또한, 레닌 분비를 직접적으로 억제하며 교감신경 자극이 감소하게 되어 혈액에 흐르는 안지오텐신II 농도가 줄어들게 됩니다.

　ANF 역시 음성 되먹임 기전을 바탕으로 조절되는데, 기존의 레닌-안지오텐신-알도스테론 시스템의 음성 되먹임 기전과 다른 점은 RAAS는 체액 신호를 통해 항상성이 조절되었다면, ANF는 우심방의 압력 변화에 따라 음성 신호를 보내게 돼요. 우심방은 심장에서 온몸의 조직으로 혈액을 뿜어내어 영양소와 산소를 전달하고 노폐물과 이산화탄소를 받아 들어오는 체순환 혹은 대순환의 도착지인데요. 혈관 부피가 증가하면 우심방에 혈액을 채우는 속도가 빨라져 심방의 압력이 증가하게 됩니다. 높아진 심방 압력은 심근섬유를 확장해 ANF 분비를 자극하게 되고, ANF 분비 증가는 다시 혈액 부피가 정상 수준으로 회복하도록 신호를 보냅니다.

칼슘 균형

체내 칼슘 이온의 농도는 우리 몸에 여러 가지 생체 반응을 위해 적절하게 조절되어야 해요. 가장 기본적인 골격 형성에서 모든 세포의 정상적인 기능을 위해 필수적이에요. 신체 건강한 성인의 경우 음식으로 섭취하는 칼슘의 양과 소변과 대변을 통해 배출되는 칼슘의 양이 같아서 칼슘 균형이 잘 유지되고 임신기나 수유기처럼 특별한 경우를 제외하고는 대부분 칼슘은 뼈의 대사를 통해 채워질 수 있어요. 일반적으로 성인의 몸에 있는 칼슘의 양은 1,000g 정도이며, 이 중 99%가 뼈에 저장되어 있어요. 뼈는 이렇게 신체를 지지하는 기둥 역할을 하는 것뿐만 아니라, 칼슘을 저장해두는 저장고로도 작용해요. 나머지 1%의 칼슘은 근육 소포체(sarcoplasmic reticulum)나 미토콘드리아와 같은 세포 소기관에 존재해요.

음식 섭취로 들어온 칼슘 대부분은 장에서 흡수되는데, 이후 체내 곳곳으로 운반되어 최종적으로 소변으로 배출됩니다. 칼슘의 하루 섭취 권장량은 500~1,500mg 정도이며, 순수하게 흡수되는 칼슘의 양은 하루 100~200mg 정도로 유지돼요.

인산염 균형

체내 에너지에 관해 이야기할 때, ATP와 같은 고에너지 인산염 결합에서 인산염은 에너지를 발생시키는데 필요한 동전 같은 존재예요. 인산염은 칼슘

과도 밀접한 관계가 있는데요. 칼슘과 인산염은 함께 장에서 흡수되고 이동해요. 칼슘과 비슷하게 체내 인산염의 90%는 골격에 분포하는데, 나머지 10% 정도는 유기인산으로 인지질과 수용성 대사산물 등의 형태로 존재해요. 체내에서 정보 전달의 역할을 하는 cyclic AMP나 핵산(nucleic acid)과 같이 2차 전령의 구성 성분으로서 꼭 필요한 물질입니다. 하지만 칼슘과 인산염의 균형이 깨지면 서로 반대 방향으로 작용하게 되는데요. 칼슘 수치가 높아지면 인산염 수치가 감소하고 인산염 수치가 높아지면 칼슘 수치가 감소해요.

부갑상선 호르몬(Parathyroid Hormone)

부갑상선에서 분비되는 부갑상선 호르몬(parathyroid hormone; PTH) 또는 부갑상샘호르몬은 우리 몸의 주요 칼슘 조절 호르몬으로, 체내 칼슘 농도가 저하되면 뼈, 신장, 소장에 직접적 혹은 간접적으로 작용해 혈액 내 칼슘 농도를 증가시킴과 동시에 인산염 농도는 감소시킵니다. 따라서 부갑상선 호르몬이 부족하게 되면 체내 칼슘 농도가 급격하게 감소하게 될 수 있어요. 급격하게 감소 된 체내 칼슘 농도는 저칼슘혈증(hypocalcemia)으로 이어질 수 있는데요. 보통 정상 칼슘 농도가 8.5mg/dL 정도로 유지가 되는데 혈액의 총 칼슘 농도가 정상 수치 이하로 감소 되면 감각 이상, 근육 경련과 같은 신경 및 근육이 흥분하는 증상이 나타나게 됩니다. 증상이 없는 저칼슘혈증은 칼슘 보충제를 우유와 함께 섭취해 흡수율을 높이고, 비타민 D를 투여해 치료할 수 있어요. 근육 경련 등 증상이 나타나는 급성 저칼슘혈증은 정맥 주사로 칼슘을 투여해 치료하는 방법이 있어요.

부갑상선 호르몬 또한 작용하고자 하는 세포의 표면에서 G 단백질 연계 수용체(G-protein coupled receptor)와 결합해 작용하는데요. 수용체와 호르몬이 결합한 후 cyclic AMP 등과 같은 2차 전령을 활성화함으로써 세포 내 칼슘을 증가시키게 됩니다. 체내 칼슘 농도 변화에 매우 민감하게 반응하는 부갑상선 호르몬은 음성 되먹임 기전을 통해 호르몬의 분비가 조절돼요.

칼시토닌 (Calcitonin)

칼시토닌은 32개의 아미노산 펩타이드로 구성된 호르몬으로 혈액 내 칼슘 이온의 농도가 정상보다 높을 때 혈중 칼슘 이온의 농도를 감소시키는 역할을 해요. 앞에서 배운 부갑상선 호르몬과는 반대의 작용을 하지만 부갑상선 호르몬과 함께 체내 칼슘 농도의 항상성 유지에 중요하게 작용해요. 뼈에서는 표적세포인 파골세포의 작용을 억제해 혈중 칼슘과 인산염 농도를 낮추고 미미하지만, 신장의 근위 세뇨관에서 칼슘과 인산염 배출을 유도함으로써 혈중 칼슘 농도를 조절합니다.

비타민 D

비타민 D는 우리가 단순히 여러 가지 비타민 중 하나라고 알고 있기도 하지만 체내 칼슘 농도 조절과 뼈 건강을 위해 필수적인 요소예요. 그 외에도 근육 통증과 우울증, 고혈압, 심혈관계 건강 등에도 꼭 필요한 물질이에요. 비타민 D는 음식으로 섭취할 수 있는 비타민이기도 하지만 체내에서 합성이 되기도 하는 호르몬으로 작용하기도 해요. 비타민 D의 합성은 우리가 얼마나 충분한 햇빛을 받을 수 있는지에 따라 그 비율이 달라집니다. 따라서 충분한 양의 햇빛을 보는 것은 실내 생활이 많은 현대인에게 매우 중요하고 햇빛에 노출될 수 있는 기회가 제한된 분들의 경우에는 비타민 D를 따로 섭취해 보충해주는 것이 중요합니다.

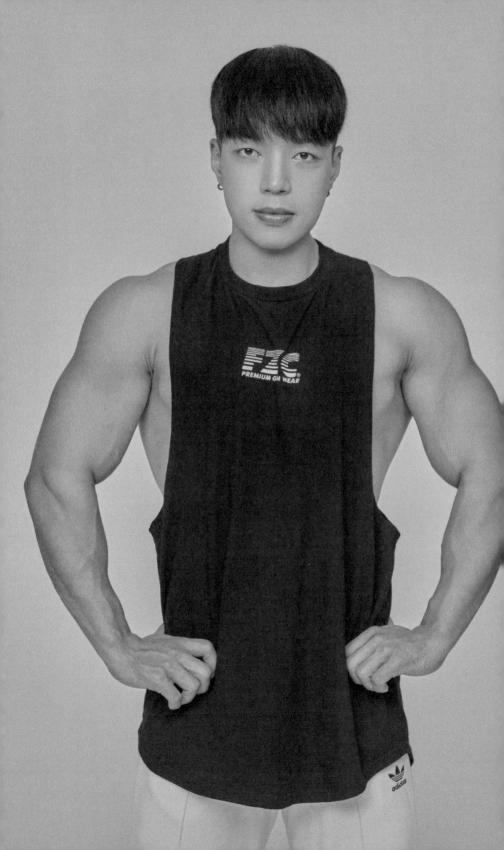

4장

부신과 갑상샘에서의
호르몬 조절

작지만
절대 만만하지 않은 갑상샘

갑상샘 호르몬은 신체 전반적인 생리현상 조절에 필수적인 호르몬이에요. 우리 몸의 거의 모든 기관에 영향을 미치기 때문에 적정량의 호르몬 유지가 매우 중요하고 특히 사람의 성장과 발달에 필수적이에요.

갑상샘 호르몬은 직접적으로 어떤 반응을 시작하거나 끝내는 호르몬은 아니지만, 그 반응이 전반적으로 수월하게 진행되도록 제어하는 중재자 역할을 하는 호르몬인데요. 갑상샘 호르몬은 신체의 성장 및 발달에도 매우 중요하지만, 신경계의 발달에도 필수적이어서 특정 발육 시기에 적정량의 갑상샘 호르몬이 존재해야 정상적인 발달이 가능하고 그 시기가 지나고 난 후에는 갑상샘 호르몬을 따로 주입해도 의미가 없어져요. 이렇게 인체 곳곳의 생리현상 조절에 관여하기 때문에 갑상샘 호르몬의 역할을 몇 가지로 정의

내리기 어려워요. 이번 강의에서는 갑상샘 호르몬이 체내에서 어떤 기능을 하고 어떤 대사에 관여하는지 그리고 생리학적인 효과는 무엇인지 알아보도록 할게요.

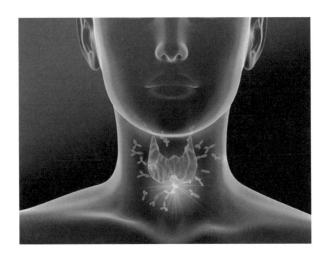

갑상샘 호르몬

갑상샘 호르몬은 기본적으로 아미노산 유도체 호르몬이에요. 그중에서도 아미노산 타이로신의 유도체들인데요. 우리가 T3, T4라고 알고 있는 호르몬들입니다. T3는 명칭 그대로 삼요오드타이로닌 (triiodothyronine)이고, T4는 티록신(thyroxine)이라고 불려요. 두 호르몬 모두 전체 분자의 절반 이상이 요오드로 구성되어 있고 T3는 요오드가 3개, T4는 요오드가 4개로 구성되어 있어요.

요오드가 충분히 공급되어야 갑상샘 호르몬을 생산할 수 있는데 주로 요오드는 음식 섭취를 통해 우리 몸으로 들어온 후 갑상샘에 저장돼요. 갑상샘 호르몬 생산을 위해서는 티로글로불린(thyroglobulin)이 필요한데요. 티로글로불린은 갑상샘 호르몬의 전구체로 목밑샘 세포에서 생성되는 당단백질이며 갑상샘 자극호르몬(thyroid-stimulating hormone; TSH)의 자극으로 혈액으로 분비돼요.

갑상샘 호르몬이 합성될 때, 먼저 갑상샘 호르몬의 전구체인 당단백질 티로글로불린이 분비되고 그 후 요오드가 삽입되어 호르몬으로 저장돼요. 티로글로불린 농도는 합성, 분비, 재흡수가 적절히 이루어지며 그 항상성을 유지하는데, 그에 대한 생리학적 기전에 대해서는 아직 정확하게 알려진 바가 없어요.

갑상샘은 림프샘과도 연결되어 있고, 교감신경과 부교감신경도 분포하고 있어서 체내 전반적인 순환에도 영향을 주고받을 수 있어요.

갑상샘자극호르몬(TSH)

갑상샘은 그 자체로도 호르몬을 합성하고 저장하고 분비할 수 있지만, 외부 자극이 없을 때는 상대적으로 작용의 효과가 느려서 체내에서 필요한 갑상샘 호르몬을 공급하기 위해서는 추가적인 외부신호가 공급되어야 해요. 갑상샘 기능을 조절하는 조절자 역할에는 갑상샘자극호르몬(TSH)이 있어요. TSH는 뇌하수체 전엽에서 분비되는 당단백질 호르몬이에요. 갑상샘 구조를 형성하고 갑상샘 호르몬 합성과 분비에 관여하며 혈액 내 갑상샘 호르몬의 농도 변화로 분비량이 조절돼요. TSH 분비를 조절하는 TRH의 작용으로 영향을 받는데요. 갑상샘자극호르몬 분비 호르몬(thyrotropin-releasing hormone; TRH)은 시상하부에서 분비되어 뇌하수체에 작용하는 펩티드 호르몬이에요. TRH의 촉진작용은 다른 호르몬과 같이 음성 되먹임 기전에 의해 체내 갑상샘 호르몬이 증가하면 억제되고, 감소 되면 증가해요.

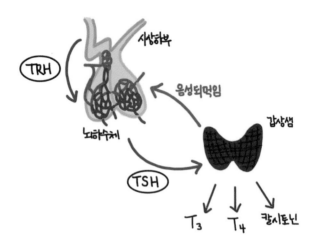

TSH는 갑상샘 호르몬 합성과 분비를 가속할 뿐만 아니라 산화질소 합성
효소(nitric oxide synthase)의 유전자 발현 또한 활성화하는데, 혈관확장제
역할을 하는 산화질소의 생성을 통해 혈류량 증가에도 관여해요. 게다가 모
세혈관 성장을 자극하기도 해서 전반적인 성장을 유도해요.

일반적으로 갑상샘자극호르몬 농도가 낮을 때, 체내 갑상샘 호르몬 농
도도 함께 감소할 것으로 생각할 수 있는데요. 갑상샘 호르몬의 분비 과다
로 발생하는 갑상샘항진증(hyperthyroidism)은 갑상샘자극호르몬 농도
가 극단적으로 저하되어 있을 때 발생한다는 역설적인 면이 있어요. 이런
현상을 다시 생각해 보면 혈장 안에 TSH 농도가 낮음에도 불구하고 갑상
샘 호르몬의 생성과 분비를 자극하는 무엇인가가 존재한다는 뜻인데요. 바
로 림프구에서 분비되는 갑상선 자극 면역글로불린(thyroid-stimulating
immunoglobulin; TSI)으로 갑상샘항진증을 앓는 많은 분에게서 발견되는
자가면역성 병증이에요.

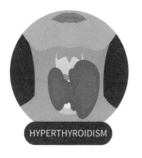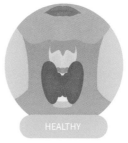

갑상샘항진증이 있는 갑상샘의 상태와 건강한 갑상샘의 상태

반대로 갑상샘 자체에 문제가 생겨 갑상샘 호르몬의 생산이 감소하거나, 뇌에 문제가 생겨 갑상샘 호르몬의 분비를 자극하는 갑상샘자극호르몬(TSH)의 생산이 감소하게 되면 체내 갑상샘 호르몬 농도가 떨어져 온몸의 대사 기능이 저하되는 현상이 발생할 수 있어요. 이를 갑상샘기능저하증이라고 합니다.

갑상샘기능저하증은 우리 몸을 쉽게 피로해지게 하고 의욕을 떨어트리며, 집중력 및 기억력 감퇴, 식욕부진을 유발하지만 동시에 대사가 느려져 체중은 증가하게 되는 아이러니한 상황이 나타나게 해요. 따라서 갑상샘기능저하증이 있다면 운동은 필수입니다.

2018년에 게재된 운동이 불현성(무증상) 갑상샘기능저하증에 미치는 영향을 살펴본 연구논문에 따르면 유산소성(자전거, 러닝머신) 운동을 1시간씩, 주 3회, 총 16주 동안 진행한 결과를 전, 후로 비교했더니 불현성 갑상샘기능저하증을 앓고 있던 분들의 삶의 질이 크게 개선되었고 질환의 정도도 감소한다는 사실을 밝혀냈어요. 갑상샘기능저하증으로 무기력증에 빠지기 쉽지만, 운동을 통해 개선이 가능하다는 것을 알 수 있는 부분이에요.

갑상샘 호르몬의 대사

갑상샘 호르몬 또한 성장과 밀접한 관계가 있는 호르몬이에요. 갑상샘저하증(hypothyroidism)이 있는 어린이는 성숙도 성장도 모두 지연되지만 늦지 않게 삼요오드타이로닌(triiodothyronine; T3) 혹은 티록신(thyroxine; T4)을 주입하는 치료를 받으면 정상 수준의 성장과 성숙에 도달할 수 있어요. 갑상샘 호르몬은 성장호르몬이 존재할 때, 성장 촉진에 관여해요.

갑상샘 호르몬이 부족한 사람에게서 정상적인 성장이 이루어지지 않는 것은 성장호르몬의 결핍이 주된 이유인데, 보통 성장호르몬에 대한 민감도 저하를 비롯한 복합적인 이유 때문으로 여겨지고 있어요.

체내 기능 활성화는 대부분 T3에 의해 일어나요. 일반적으로 몸속에서 순환하는 T3의 양은 일정하게 유지되는데, 각 조직의 생리학적 필요로 T4가 T3로 탈 요오드화하면서 부족한 양을 공급하게 됩니다. T4는 호르몬으로써 활성을 갖지 않기 때문에 T4를 호르몬으로 사용하기 위해 탈 요오드화 효소를 이용해 T4를 갑상샘 호르몬 수용체에 결합할 수 있는 형태인 T3로 전환해 사용하는 거예요.

갑상샘 호르몬의 생리학적 효과

I. 성장 및 성숙

유아기와 청소년기 성장에 성장호르몬과 갑상샘 호르몬이 주요한 역할을 했다면, 아기가 엄마의 배 속에 있는 태아기에는 성장호르몬, 갑상샘 호르몬보다 인슐린이 성장을 촉진한다고 알려져 있어요. 실제로 당뇨가 있는 산모로부터 태어난 아기가 정상보다 크다고 알려져 있는데요. 포도당 분자

핏블리의 운동 호르몬 생리학

크기가 작아 아기를 감싸고 있는 태반을 쉽게 통과할 수 있어서 당뇨가 있는 산모에게서 당 조절이 제대로 되지 않았을 때, 태아의 혈당도 함께 높아져 태아의 인슐린 분비를 자극하게 돼요. 앞에서도 말했듯이, 인슐린은 IGF와 관련이 있어서 인슐린 농도가 일정 수준에 미치면 IGF 수용체를 자극해 태아의 성장을 유도할 수 있어요.

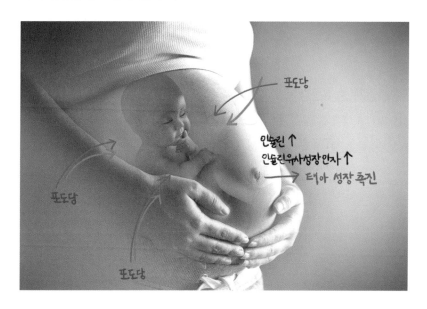

여기서 정확하게 짚고 넘어가야 하는 부분은 인슐린이 성장호르몬 분비에 영향을 미치기는 하지만 인슐린 자체가 성장호르몬 분비를 촉진하는 것은 아니라는 점이에요. 인슐린은 단백질 합성을 촉진하고 단백질 분해는 억제하는 역할을 해서 체내 인슐린 농도가 수준 이상으로 떨어지면 단백질 분해가 일어나게 돼요. 그럼 성장호르몬이 분비되어 단백질 합성을 유도하려고 해도 인슐린이 부족한 상태에서는 정상적인 단백질 합성 반응이 일어나기 어려운 상태가 되는 거예요. 따라서 성장호르몬이 제대로 작용하기 위해서는 체내 인슐린 농도가 일정하게 유지되어야 해요.

전반적인 성장 단계에서 T3 호르몬은 연골세포에 영향을 미치는데요. 연골 전구세포가 미분화된 상태일 때부터 완전히 성장하는 단계까지 T3 호르몬의 영향을 받고 골기질의 단백질 분비도 촉진해요. 뼈 성장뿐만 아니라 뼈가 성숙하는 과정에서도 갑상샘 호르몬은 중요한 역할을 해요. 갑상샘 호르몬 결핍 아동은 뼈 성숙이 더디고 온전한 성장이 어려울 수 있으며, 갑상샘 호르몬 과다 아동은 뼈 나이가 실제 나이보다 앞서 나가는 뼈 나이 증가 현상이 나타날 수 있어요.

II. 신경계(중추신경계와 자율신경계)

갑상샘 호르몬은 중추신경계의 발달과 자율신경계의 제어에도 매우 중요한 역할을 해요. 먼저 중추신경계 발달의 경우 성장하는 태아의 뇌 신경 발달에 필수적이며, 갑상샘 기능 저하는 뇌의 성장과 모세혈관의 발달을 지연시켜 전체적인 뇌의 크기를 작아지게 하는데 이 시기에 갑상샘 호르몬의 역할은 절대적이기 때문에 이후에 갑상샘 호르몬을 추가로 주입해도 정상적인 회복은 이루어지지 않아요. 태아 또는 신생아뿐만 아니라 성인에게도 갑상샘 호르몬은 중요한데요. 갑상샘 기능이 항진되면 과민성, 흥분성, 초조함, 과민반응 등을 유발할 수 있고 심하면 정신병증으로 발전할 수 있어요. 반대로 갑상샘 기능이 저하되면 우울감, 무기력함, 기억력 감퇴, 불안과 초조함 같은 정신질환 발생 가능성이 있어요.

갑상샘 호르몬은 자율신경계 중에서도 교감신경계와 관련이 있는데요. 갑상샘 호르몬 분비가 증가하면 여러 조직의 에피네프린 수용체를 증가시켜 교감신경계의 활성화로 인한 반응을 유도해요. 따라서 심박수가 증가하고 혈압이 높아지는 등 교감신경계가 활성화된 듯한 반응을 느끼게 되는데요. 갑상샘 호르몬은 탈 요오드화 효소 또한 활성화해 T4의 T3 전환을 가속할 수 있어요.

Ⅲ. 심혈관계

갑상샘 호르몬은 심장의 수축과 이완에도 영향을 미쳐 심혈관계에 직접적으로 작용해요. 갑상샘항진증은 심근의 수축과 이완을 모두 빨라지게 하는데 그 이유는 칼슘의 방출과 재흡수가 모두 가속하기 때문이에요. 칼슘은 심근이 수축하는 동안 칼슘 채널을 통해 방출되었다가 심근이 이완하는 동안 근소포체 칼슘-ATPase(sarcoplasmic reticulum calcium-ATPase)를 통해 재흡수 돼요. 근소포체 칼슘-ATPase는 세포의 칼슘 항상성을 유지하는데 중요한 조절자 역할을 해요. 근육이 수축했다가 이완할 때 세포질에 있던 칼슘을 다시 근소포체로 운반해 다음 수축에 대비할 수 있도록 해요. 갑상샘저하증의 경우에는 반대로 심장의 수축기와 이완기가 모두 늘어나게 됩니다.

갑상샘 호르몬 분비 증가로 나타나는 현상	
에피네프린 수용체 증가	교감신경계 활성화
심박수 증가, 혈압 증가	칼슘 방출 및 재흡수 가속화

갑상샘 호르몬과 체내 대사 작용

갑상샘 호르몬은 체내 산소 소모량과도 밀접한 관계가 있어요. 갑상샘 호르몬이 많을 때는 체내 산소 소모량이 늘고, 갑상샘 호르몬이 적을 때는 체내 산소 소모량도 줄어들어요. 산소를 사용해 에너지를 만드는 곳은 세포 내 미토콘드리아이며, 따라서 에너지 활용 및 열 발생과도 밀접한 관계가 있어요. 갑상샘 호르몬은 에너지(ATP) 소모는 늘리고 에너지 합성은 감소시켜 산소를 소모하고 열 발생을 유도해요. 체내 에너지 대사 기전을 생각해 보면

ATP를 합성할 때 미토콘드리아 내막의 전자전달계를 중심으로 형성된 수소이온 농도 차이에 의해 발생하는 에너지를 이용해 ADP가 ATP로 전환되는데요. 아래의 그림이 일반적인 ATP 생산 과정을 보여주고 있어요.

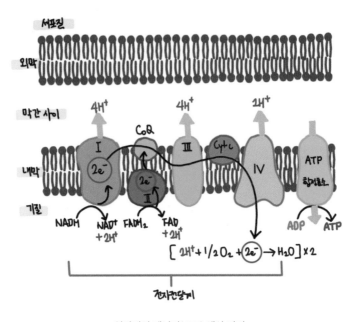

일반적인 에너지(ATP) 생산 과정

하지만 이때 수소이온이 내막을 통해 새어 나가게 되면 ADP를 ATP로 전환할 에너지가 부족해지고 에너지는 열로 발산되고 말아요. 수소이온이 새어 나가는 것을 유도하는 단백질이 짝풀림 단백질(uncoupling protein; UCP)[1]인데요. UCP는 T3 호르몬에 의해 조절됩니다.

갑상샘 호르몬의 이런 열 발생 효과는 체온을 일정하게 유지하는데 필요한 작용이며 추운 환경에 신체가 노출되었을 때, 골격근의 떨림으로 인한 열 발생과 떨림 없는 열 발생 두 가지 기전에 의해 발생하게 됩니다.

---

1. 갈색지방조직 세포 내부의 미토콘드리아 내막에서 ATP의 합성이 일어나지 않게 만드는 물질

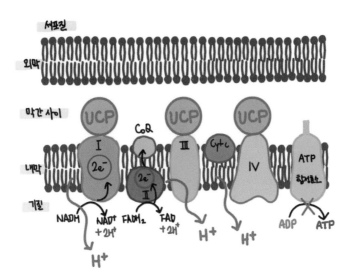

짝풀림 단백질(UCP)에 의한 열발생 과정

혈액 내 콜레스테롤이 과하게 증가하면서 발생하는 고콜레스테롤혈증(hypercholesterolemia)은 나쁜 콜레스테롤로 알려진 저밀도지질단백질(low density lipoprotein; LDL)이 혈중에 쌓여 나타나요. 갑상샘저하증이 있을 때 고콜레스테롤혈증 발생이 쉽게 나타나는데요. 갑상샘 호르몬은 체내 콜레스테롤 농도를 낮추는 역할을 하는데 갑상샘 기능이 저하되었으면 콜레스테롤 배출 능력이 떨어져 혈중 콜레스테롤 농도를 낮추지 못하기 때문이에요.

갑상샘 호르몬은 체내 단백질 대사에도 관여해요. 보통 체 단백질은 지속적으로 분해되고 재합성되는데 갑상샘 호르몬이 부족하면 단백질의 합성과 분해 속도 모두 느려져요. 하지만 갑상샘 호르몬이 과다 분비되면 단백질의 합성보다 분해가 더욱 지배적으로 일어나게 되어 근육이 빠지는 결과가 나타나요. 그래서 갑상샘항진증 환자는 식욕이 증가해 음식 섭취량이 늘어도 근육 감소로 인해 체 단백질의 질량이 감소하는 모습을 관찰할 수 있어요. 갑상샘저하증에서는 피부층 아래에 점액 성분이 축적되는데 이 점액 성분이 물을 끌어들여 몸이 붓게 되는 심한 부종이 나타날 수 있어요.

갑상샘 호르몬 분비와 되먹임 조절

앞에서 언급했듯이 갑상샘 호르몬은 갑상선자극호르몬(thyroid-stimulating hormone; TSH)이 갑상샘 세포를 자극하면서 분비돼요. TSH는 우리 몸의 변화와 필요에 따라 갑상샘의 기능을 조절하는 중요한 조절 인자예요. TSH가 없으면 갑상샘 세포는 활성화되지 못하고 위축되는데, 반대로 TSH가 분비되면 T4, T3 호르몬 합성과 분비가 이루어지게 됩니다.

뇌하수체에서 분비되는 TSH는 두 가지 방법으로 조절되는데요. 먼저 호르몬 신호의 중심 센터인 시상하부에서 갑상샘자극호르몬 분비 호르몬인 TRH(thyrotropin-releasing hormone)가 분비됨으로써 뇌하수체를 자극해 분비가 촉진돼요. 분비 억제는 갑상샘에서 분비되는 T4와 T3에 의해서 일어납니다. 하지만 TRH가 존재하지 않아도 TSH는 합성되고 분비될 수 있어요. 즉, TRH가 필수적이지는 않다는 뜻이에요. 유전적인 이유로 TRH 수용체가 없는 경우에도 갑상샘 호르몬이나 TSH 분비량이 조금 감소하지만, 신체 발육과 생식기능 등 기능적인 발달은 크게 문제없이 이루어져요.

우리 몸은 일정한 수준으로 갑상샘 호르몬을 유지하려고 해요. 여기서 갑상샘 호르몬의 음성 되먹임 조절 다른 말로 네거티브 피드백에 대해 알아보도록 할게요. 갑상샘 호르몬이 일정 수준이 되면 분비되는 T4와 T3 호르몬이 뇌하수체에 있는 TSH 합성과 분비를 억제하기 시작해요. 정확히 말하면 시상하부에 있는 TRH 세포와 뇌하수체의 갑상선 자극 세포 모두에 작용해 일어나요. 적절한 농도의 TSH, T4, T3 호르몬이 혈중에 존재해야 체내 항상성을 유지할 수 있어서 완전히 합성과 분비를 차단하는 것은 아니에요. 따라서 혈중 갑상샘 호르몬과 TSH의 농도에 따라 갑상샘 기능 이상이나 뇌하수체 기능 이상 등을 진단하기도 해요. 쉽게 말해서, 혈중 TSH 농도가 충분한데 T4, T3 호르몬이 부족하다면 갑상샘 기능에 이상이 있을 수 있고, 혈중 TSH 농도와 T4, T3 호르몬 농도가 모두 높다면 뇌하수체나 시상하부에 조절 기능에 이상이 생겼다는 가능성을 볼 수 있어요.

30g이 채 되지 않는 갑상샘 혹은 갑상선은 이렇게 몸 안에서 엄청난 일을 담당하고 있어요. 몸속의 모든 혈액이 하루에도 수십 번씩 갑상샘을 통과할 만큼 중요하지만, 우리는 평소에 갑상샘에 크게 관심을 두지 않아요. 특별한 이유 없이 덥고 우울하고 기운이 없고 충분한 영양소를 섭취하고 있는 것 같은데 그래도 살이 빠진다면 갑상샘 기능 이상을 의심해보고 병원 진단을 받아보는 것을 추천해 드려요.

8강

스트레스 호르몬 관리하기

부신은 양쪽 신장 위에 삼각형 모양으로 모자처럼 올라가 있는 호르몬 생성 기관이에요. 여러 가지 복잡한 기능을 하는 생명 유지를 위해 필수적인 다기능 기관입니다. 부신은 겉질을 의미하는 피질과 속질을 의미하는 수질로 이루어져 있는데요. 성인의 경우에는 부신의 90%가 피질로 이루어져 있어요.

부신피질에서는 뇌하수체에서 분비된 부신피질자극호르몬(ACTH)의 자극을 받아서 코르티솔, 알도스테론, 안드로젠과 같은 스테로이드 호르몬을 생성하고, 부신수질은 교감신경계의 한 구성 성분으로 아드레날린이라고 알려진 호르몬 에피네프린과 노르에피네프린 같은 카테콜아민계 호르몬 생성과 분비 조절에 관여해요.

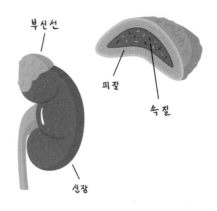

부신선

피질

속질

신장

신장과 부신의 구조

부신과 부신 호르몬

부신피질은 생명 유지에 필수적인 기관이에요. 먼저 부신피질에서 분비되는 호르몬을 크게 범주화 시키면 무기질 코르티코이드(mineralocorticoid), 당질코르티코이드(glucocorticoid), 그리고 안드로젠(androgen)이 있어요. 성호르몬 그룹인 안드로젠은 다음 장에서 이야기해 보도록 하고 여기서는 먼저 코르티코이드계 호르몬에 대해 알아보도록 할게요. 무기질 코르티코이드는 체내 나트륨, 칼륨 균형에 필수적인데, 수분과 염분의 균형에 대한 이전 강의에서 배웠듯이 무기질 코르티코이드에 속하는 호르몬 알도스테론(aldosterone)이 체내 나트륨 이온의 재흡수와 칼륨 이온의 방출을 증가시키고 혈압조절에도 관여하는 생리학적으로 중요한 호르몬이에요.

부신피질에서 분비되는 당질코르티코이드 호르몬인 코르티솔은 스트레스 호르몬이라고도 알려져 있는데요. 우리 몸속에서 코르티솔이 주는 영향은 무궁무진해요. 운동과 식이 조절에 매우 중요하게 작용하는 코르티솔은 에너지 대사 와도 밀접하게 관련되어 있어요. 또한 부신수질에서 분비되는 카테콜아민 호르몬인 에피네프린과 노르에피네프린 역시 스트레스에 빠르게 반응하는 호르몬으로, 분비되는 순간부터 신체에 변화를 가져오는 호르몬이에요. 이렇게 다양한 호르몬이 부신에서 생성되고 분비되는데요. 이번 강의에서는 부신에서 분비되는 스트레스와 관련된 호르몬에 관한 이야기를 중점적으로 해보려고 해요. 과연 스트레스는 무엇이고 그 스트레스에 반응해 분비되는 코르티솔 호르몬과 교감신경계 활성화로 분비되는 에피네프린, 노르에피네프린에 대해 자세하게 알아볼게요.

스트레스란 무엇일까?

보통 '스트레스' 하면 우리는 일반적으로 스트레스의 원인과 요인에 집중하지만 사실 스트레스에 대해 생각할 때는 우리에게 스트레스를 주는 요인과 그로 인한 신체의 반응까지 포함해야 해요. 주로 외부에서 오는 정신적, 신체적 자극으로 인해 우리가 느끼는 심리적, 신체적 반응이 스트레스인데요. 스트레스 요인에 대해 경계심을 느끼고 또 그것에 대응하려고 하는 모든 변화 과정을 포함합니다. 우리가 모두 알다시피 스트레스가 항상 부정적인 영향을 주지는 않아요. 인간은 스트레스라는 자극에 반응해 위험한 상황에서 빠르게 도망칠 수 있는 능력을 발달시켰고, 적당한 스트레스는 온전히 그 상황에 집중할 수 있도록 해 해결책을 찾도록 인도하기도 해요. 긍정적으로는 이렇게 사람을 도전하게 하고 성취감을 느낄 수 있도록 하지만, 현대사회에서 스트레스는 많은 경우에 면역체계를 무너뜨리고 없던 병도 생기게 하는 만병의 근원으로 낙인찍혀 있어요. 단순하게 보면 사실 스트레스는 신체적 자극과 흥분을 유발하는 외부 자극에 불과해요. 그리고 이런 신체적 반응이 나타날 수 있게 하는 호르몬에는 코르티솔, 에피네프린, 노르에피네프린 3형제가 있습니다.

유명한 그 이름, 코르티솔(cortisol)

앞에서 말했듯 스트레스는 여러 가지 부정적 이미지들을 떠올리게 해요. 직장인들이 회사에서 받는 업무 스트레스, 학생들이 학교와 공부에서 받는 스트레스, 부모가 육아에서 받는 스트레스 등등 정말 다양한 종류의 부정적인 스트레스가 있는데요. 사실 스트레스 자체가 문제가 된다기보다 일상에서 받는 이 모든 종류의 스트레스가 해소되지 못하고 방치되었을 때 문제로 나타납니다.

뇌하수체에서 분비되는 부신피질자극호르몬(ACTH)이 부신피질에 신호를 보내 코르티솔 생성을 명령해요. 코르티솔 수용체는 거의 모든 세포에 존재하고 이 호르몬의 대표적인 역할은 체내 혈당을 높이고 탄수화물과 지방의 대사를 돕고 염증을 조절하는 등 여러 가지 작용을 해요. 따라서 전반적인 건강 유지에 중요한 호르몬입니다. 일반적으로 체내 코르티솔 수준은 새벽 2시부터 서서히 증가하기 시작해 오전 6~8시 사이에 최고조에 도달해 하루의 시작에 대비하도록 한 뒤 점점 수치가 낮아져 저녁에는 최저점까지 감소해요.

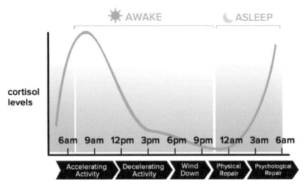

코르티솔 호르몬의 일주기

　이렇게 일정한 주기를 가지고 수치가 증가했다 떨어지는 것을 반복하는 코르티솔은 다른 호르몬들과 마찬가지로 일정한 농도로 유지될 때는 정말 도움이 되는 호르몬이지만, 그 주기가 깨져 항상 높은 수준으로 유지가 될 때는 신체에 오히려 부정적인 보상작용을 가져올 수 있어요.

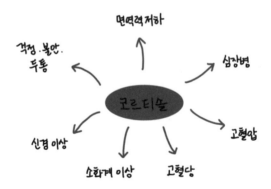

　부정적인 스트레스와 외부 자극이 계속되거나, 스트레스가 딱히 없더라도 여성의 경우에 임신기간에 부신피질자극호르몬 생성이 계속되어 코르티솔 분비를 끊임없이 자극하게 되면 코르티솔 호르몬 수치가 과하게 높아짐

니다. 우울증, 비만, 과음도 코르티솔 수준을 높이는 요인이 되는데요.

정상보다 높아진 코르티솔 수준은 굉장한 후폭풍을 불러올 수 있어요. 극심한 스트레스에 노출되었을 때 가끔 중요한 걸 깜빡 놓치거나, 쉽게 잊어버리는 경험을 해본 적이 있을 거예요. 뇌에서 기억을 담당하는 전두엽이 중요한 정보와 그렇지 않은 정보를 구별하는 능력을 상실하고 기억과 학습을 담당하고 있는 뇌의 해마 부분이 손상되기 때문에 신경세포는 과부하가 걸려 제 기능을 할 수 없게 돼요. 이런 상황이 지속되면 면역체계와 소화 기능 또한 손상되는데, 신체가 높아진 코르티솔에 대응하느라 에너지를 빼앗겨 외부 박테리아에 대응하는 백혈구, 림프구가 충분하게 생성되지 못해 면역력이 떨어지게 됩니다. 앞에서 말했듯이 코르티솔은 본래 염증을 억제하는 역할을 하지만 높아졌던 코르티솔 수치가 갑자기 떨어져도 면역체계가 무너져 질병에 걸릴 위험이 커져요.

스트레스를 많이 받다가 갑자기 쉬었을 때 오히려 아팠던 경험 해보셨을 거예요. 게다가 코르티솔은 체내에 지방을 저장하는 호르몬으로 특히 복부에 지방을 저장해 체중 증가를 유도하고 근육과 간에 저장된 포도당을 혈액으로 내보내 인슐린 수치가 높아지게 해서 이런 현상이 지속되면 인슐린 저항성이 생기게 돼요. 인슐린 저항성(insulin resistance)은 혈당을 낮추는 인슐린의 기능이 저하되어 세포대사와 물질대사 과정에서 포도당을 균형 있게 다루지 못하는 현상을 말해요. 즉, 포도당이 체내 에너지로 쓰이려면 인슐린에 의해 세포와 조직으로 흡수가 되어야 하는데 흡수가 되지 못하고 계속 혈액에 머물다가 소변으로 포도당이 배출되어 버리는 현상이 생기게 돼요. 이는 제2형 당뇨병에서 주로 관찰될 수 있는 상태로 추가적인 대사질환 또한 초래할 수 있어요.

하지만 운동 또한 외부에서 우리 몸에 주는 스트레스라는 사실 생각해본 적 있나요? 물론 이 책을 읽고 있는 대부분은 운동을 좋아해서 운동을 스트레스를 푸는 방법의 하나로 생각하는 분들일 가능성이 크지만, 운동을 통해 전달되는 자극은 우리 몸에서 스트레스라고 인지해요. 따라서 다른 스트레스처럼 내가 감당할 수 있는 수준 이상으로 강박적으로 운동했을 때, 운동 또한 신체에 대한 과한 자극이 될 수 있다는 뜻인데요. 그럼 운동과 스트레스 호르몬이 어떤 관계가 있는지 알아보도록 할게요.

일상생활을 하는 정도의 움직임으로는 체내 코르티솔 수준이 증가하지 않고 오히려 낮은 강도의 운동은 혈중 코르티솔 농도를 낮추는 데 도움이 된다는 연구 결과가 있는데요. 보통 운동이 시작된 후에는 운동의 강도와 종류, 지속시간에 따라 호르몬이 어느 정도 분비될지가 결정됩니다. 일정한 농도의 코르티솔은 성장호르몬을 비롯한 다른 여러 호르몬과 함께 신체에 필요한 에너지 공급이 적절하게 이루어지도록 에너지 합성과정을 촉진해요. 포도당신생당합성 즉, 에너지 재합성에 관여하는데요. 운동함으로써 요구되는 에너지를 충당하기 위해 아미노산, 글리세롤과 같은 당이 아닌 물질들을 이용해 글루코스를 합성하는 방식으로 전반적인 체내 포도당 농도를 조절하는 역할을 해요.

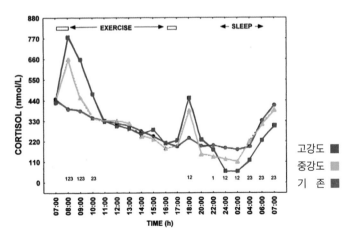

운동 후 코르티솔 농도 변화 그래프

하지만 우리가 최대산소섭취량 60~80% 정도의 강도 높은 운동을 시작하게 되면 코르티솔 농도가 눈에 띄게 증가하게 됩니다. 앞에서 코르티솔은 외부 자극에 대한 농도 변화 외에도 호르몬이 분비되는 일주기(circadian rhythm)[1]가 있다고 언급했는데요. 이 코르티솔 일주기를 이용해 효율적으로 운동 할 수 있어요. 1999년 영국의 임상 생리학회지에 게재된 내용에서 운동 후 코르티솔 농도에 어떤 변화가 일어나는지 알아보기 위해 연구진은 피험자를 고강도 무산소성 인터벌(interval) 운동 그룹과 중강도 유산소성 운동 그룹으로 나눠 하루 두 번 오전 7~8시와 오후 4~5시 사이에 운동하도록 한 뒤, 코르티솔 수치를 측정한 결과를 관찰했어요.

그래프에서 보이듯이 오전 운동, 오후 운동 직후 두 그룹 모두에서 코르티솔 수준이 급격하게 증가하는 모습을 관찰했어요. 기본적으로 코르티솔 수준이 높은 아침에 운동한 후에는 더욱 증가 폭이 큰 것을 확인할 수 있습니다. 하지만 두 그룹 모두에서 볼 수 있는 흥미로운 점은 늦은 밤 시간대에 보이는 코르티솔 농도 변화예요. 고강도 운동을 한 그룹과 중강도 운동을 한 그룹 모두 늦은 밤 시간대의 코르티솔 수준이 기존 밤 시간대의 코르티솔 수준보다 감소하는 모습을 보였는데요. 해당 그래프 결과와 개인의 평소 운동 강도 및 운동 시간대를 접목해 나에게 맞는 운동 시간대와 운동 강도를 설정해 조금 더 효율적인 운동 효과를 낼 수 있다는 사실을 예상할 수 있습니다.

예를 들어, 주로 아침 시간대에 운동하는 분들이라면 이미 코르티솔 수준이 높은 상태에서 운동하는 것이기 때문에 고강도 운동을 수행한다면 꼭 운동 후 10분 이상 저강도 러닝을 통해 혈액순환 돕고 코르티솔 수준을 조금이라도 감소시키는 것을 추천해요. 실제로 저강도 운동이나 요가와 같이 호흡과 순환에 집중할 수 있는 운동은 체내 코르티솔 농도를 낮추는 데 도움이

---

1. 일일주기리듬으로 생명체의 생화학적, 생리학적, 또는 행동학적 흐름이 24시간의 주기로 나타나는 현상

되었다는 연구 결과가 있어요. 코르티솔 수준이 기준보다 너무 높게 유지될 경우, 아침 식사 시간에 열량이 높고 자극적인 음식을 원하게 되거나 계획했던 것보다 식사량이 많아지는 변수가 생길 수 있으니 다이어트 중이거나 체중 관리를 하는 분들이라면 낮은 속도에서 진행하는 유산소성 운동을 운동 프로그램 마지막에 포함하는 것을 추천합니다. 웨이트와 같은 강도 높은 근력 운동은 오후 시간대에 하는 것이 운동 효과에는 더욱 좋은데요. 오후 시간대 고강도 운동을 한 후, 늦은 밤 시간대에 코르티솔 농도가 충분히 낮아지게 되면 코르티솔을 분비하라고 신호를 보내는 시상하부-뇌하수체-부신 축이 자극되지 않아 몸이 숙면에 최적화된 상태를 유지할 수 있고 깊은 잠을 잠으로써 자는 동안 근육을 생성하고 몸의 회복과 재생을 돕는 성장호르몬과 테스토스테론 같은 호르몬들의 분비가 원활하게 이루어질 수 있어요.

만성 스트레스로 코르티솔 수준이 높아진 상태로 유지되면 식욕 증가와 체중 증가로 이어질 수 있고 시상하부-뇌하수체-부신 축이 지속적으로 활성화되어 수면을 유도하는 멜라토닌 분비가 어려워져 잠을 쉽게 들 수 없는 경우가 생길 수 있어요.

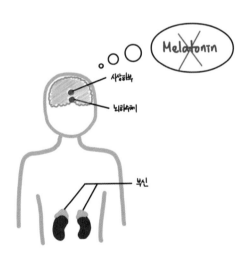

핏블리의 운동 호르몬 생리학

근비대나 다이어트, 체중 감량을 목적으로 운동하는 분들은 잠을 잘 자는 방법을 통해 몸이 회복하고 재생할 수 있는 시간을 충분히 주는 것이 매우 중요해요. 실제로 운동도 열심히 하고 식단관리도 철저히 하는데 체중이 그대로이거나 혹은 더 불어나는 일도 있는데요. 이때는 내 수면 패턴을 꼭 점검해 보아야 합니다.

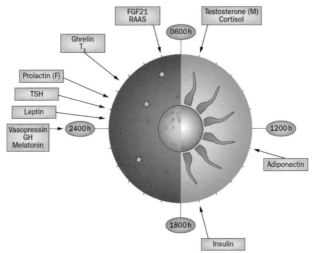

Circadian clock control of endocrine factors

Karen L. Gamble, Ryan Berry, Stuart J. Frank and Martin E. Young

Figure 1 | The time of day at which circulating levels of key endocrine factors peak in humans. Abbreviations: F, female individuals only; FGF21, fibroblast growth factor 21; GH, growth hormone; M, male individuals only; RAAS, renin–angiotensin–aldosterone system.

내분비계 호르몬 일주기 리듬/일주율

근육 합성과 재생, 그리고 지방 분해를 돕는 성장호르몬은 주로 우리가 깊은 잠을 자는 새벽 3시를 기점으로 가장 많이 분비되기 때문에 최소 밤 11시에서 12시 사이에는 잠이 들 수 있도록 생활방식을 조정하는 것을 추천해요. 수면 부족은 식욕을 부르는 호르몬 그렐린(ghrelin)의 활성도를 높이고 식욕을 억제하는 호르몬 렙틴(leptin)의 활성도는 낮추기 때문에 몸을 만들고 체중을 감량하는 기간에는 특별히 수면의 양과 질에 대해서도 신경을 써주어야 해요. 실제로 미국에서 진행된 연구에서 수면시간이 7시간보다 부족할 때, 체중이 증가하고 비만할 확률이 높아진다는 결과를 밝혀냈습니다. 가능하면 7시간 정도의 수면시간을 갖는 것이 중요하고 한번 잠들면 3~4시간 정도는 깊게 잘 수 있는 환경을 조성하는 것 또한 몸의 회복과 근육 생성, 지방 분해에 매우 중요한 요인 중 하나예요.

운동을 너무 늦은 밤 시간대에 하는 것 또한 수면에 방해가 되는데요. 운동 후 증가한 코르티솔 수치와 항진된 교감신경이 다시 안정되기 위한 시간이 필요하므로 자기 전 최소 3시간 이전에는 운동을 마치는 것이 좋아요. 식사도 되도록 잠들기 최소 3시간 전에 하는 것이 좋은데요. 식사를 너무 늦은 시간에 하게 되면 소화를 시키기 위해 소화기관이 활성화되고 위에 있던 음식물이 소장으로 내려가기 전에 잠자리에 들게 되면 음식물이나 위산이 식도로 역류해 식도에 염증이 생기는 역류성 식도염이 발생할 가능성이 있습니다. 강도 있는 운동 직전에 하는 식사를 피하라고 하는 것도 같은 이유 때문이에요. 따라서 저녁 늦게 식사해야 하는 상황이라면 소화가 잘되는 흰쌀밥이나 죽, 달걀흰자 같은 음식을 섭취하고 소화가 오래 걸리는 식이섬유는 피하는 것을 추천해요.

부신수질과 카테콜아민

부신수질은 부신 전체 질량의 약 10%를 구성하고 부신수질의 주요 분비 생성물은 카테콜아민계 호르몬인 에피네프린, 노르에피네프린, 도파민 등이 있어요. 호르몬들은 모두 아미노산의 일종인 타이로신(tyrosine)으로부터 만들어져요. 에피네프린과 노르에피네프린은 아드레날린과 노르아드레날린으로도 알려져 있는데요. 먼저 이 두 가지 호르몬에 대해 알아볼게요.

혈액 내 모든 에피네프린은 부신에서 분비돼요. 하지만 노르에피네프린은 교감신경의 끝에서 확산합니다. 카테콜아민 호르몬은 신경전달물질로도 작용하고, 스트레스에 의해 교감신경계가 활성화했을 때, 부신수질에서 대량 방출되면서 투쟁 도피 반응(fight-or-flight)을 일으키게 돼요.

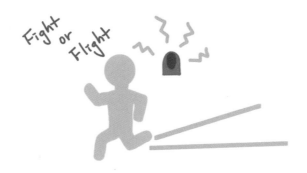

투쟁 도피 반응이란 정신적, 신체적 스트레스로 인해 교감신경계가 활성화되어 인체가 긴급 상황이라는 것을 인지하면 빠른 방어 태세를 갖추고 행동하거나 문제 해결을 위해 반응하는 흥분된 상태를 의미해요. 에피네프린은 대략 10초 정도, 노르에피네프린은 약 15초 정도 혈액에 머무르며 반응하고 금세 소멸하는 빠른 반감기를 가져요. 이런 특성으로 인해 변화하는 환경에 신속하게 반응할 수 있어요.

우리 몸은 운동을 시작함과 동시에 에피네프린과 노르에피네프린이 분비되기 시작하고, 수 초 이내에 맥박과 호흡이 빨라져요. 그만큼 산소를 많이 받아들여 운동으로 인한 신체 변화에 빠르게 대응해요. 체내 혈당 수치가 오르면서 지방 분해 속도가 증가합니다. 신체가 안정된 상태에서 일하는 소화기관은 작업을 잠시 멈추게 돼요.

아드레날린이라고도 알려진 에피네프린은 긍정적 스트레스 상황에서도 분비돼요. 좋아하고 집중되는 일을 할 때 신체에 활력을 주고 정신을 맑게 하는 역할을 해요. 아드레날린은 심장을 빠르게 뛰게 하고 기도를 확장해 폐에 산소 전달을 더 효율적으로 할 수 있도록 하므로 급성심정지가 온 환자에게 아드레날린을 투여해 응급처치하는 경우가 많아요. 하지만 무엇이든지 과하면 독이 되는 것처럼 아드레날린 또한 안정 시 수준으로 되돌아가지 않고 계속 분비될 경우, 평소에는 전혀 무서움을 느끼지 않던 것에 공포와 극심한 두려움을 느끼게 되는 공황발작이 발생할 수 있어요. 맥박이 과하게 빨리 뛰고 혈압이 상승하면서 과호흡으로 체내 혈액순환이 제대로 이루어지지 않으면서 근육 경련, 소화기 장애 등을 경험하게 될 수 있어요. 이런 상황을 맞닥트리기 전에 충분히 휴식을 취하고 긴장되는 상황에서 마음을 다스릴 수 있도록 심호흡을 깊고 길게 마시고 내쉬면서 호흡수를 세어보는 것도 좋은 방법이에요. 일상생활에서 제어하기 어려울 정도의 공포감을 갑작스럽게 느끼는 상황이 반복된다면 심리상담을 받아보는 것을 적극적으로 추천해요.

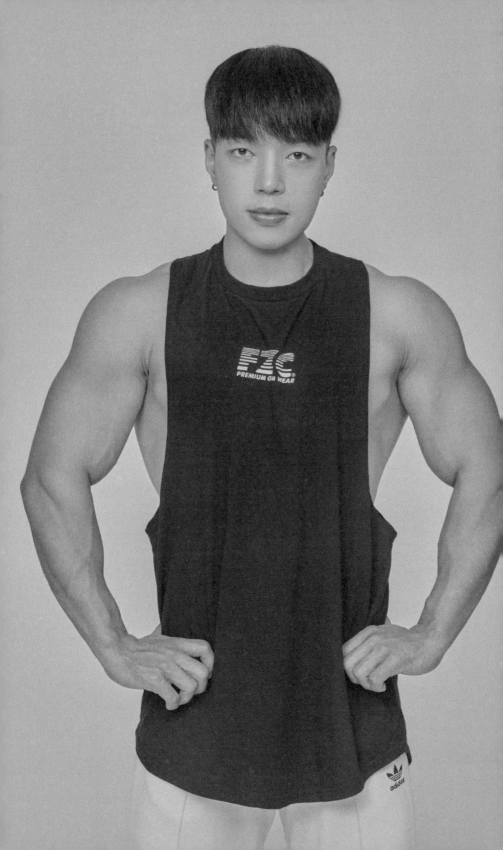

5장

여자를 여자로,
남자를 남자로,
성호르몬 조절

9강

여성과 여성 생식호르몬

여성과 여성의 생식호르몬에 관해 이야기할 때 빼놓을 수 없는 여성 생식 기관은 바로 난소인데요. 난소는 여성의 자궁 양쪽에 존재하는 생식 기관이며 여성의 생식샘이라고 불릴 정도로 여성호르몬을 분비하고 여성의 이차 성징과 발달에 관여하는 중요한 기관 중 하나예요.

난소는 난자를 생성하는 생식 기관으로 자궁의 양쪽으로 퍼져 있는 한 쌍의 타원형 구조로 되어 있어요. 여성 생식세포의 전구체인 난모세포가 저장되어 있다가 난자로 성장하는 곳인 난포(ovarian follicle)는 주머니 모양의 세포 집합체로 난소 호르몬을 생산해요. 남성의 고환은 매일 수억 개의 정자를 생산하지만, 난소는 한 달에 한 번 성숙 된 난자를 생산하는데요. 신기한 점은 남성의 정소는 매일 일정한 양의 정자생산율을 유지하기 위해 생식이 가능한 기간에 생식세포 전구물질을 계속 만들어내야 하지만, 난소는 이미 원시난포에 가지고 있던 정해진 양의 원시 난모세포로부터 생식이 가능한 기간 대략 400개 정도의 성숙한 난자를 생산해요.

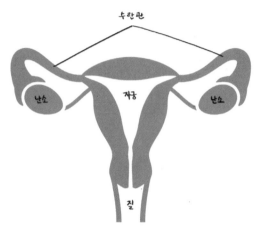

여성 생식 기관의 구조

9강에서는 주요 여성호르몬에 대해 알아보고 그 호르몬들이 운동에 어떤 영향을 미치는지에 관한 내용까지 알아보도록 할게요.

시상하부-뇌하수체 시스템

올바르게 기능하는 여성 생식계는 단순히 생식계의 건강뿐만 아니라 전반적인 여성 건강에 매우 중요해요. 여성 생식계 조절은 시상하부, 뇌하수체, 난소 사이에 존재하는 복잡한 내분비 되먹임 기전을 바탕으로 하는데요. 어느 기관이 더 중요하다고 할 것 없이 모든 기관이 함께 적절히 작용했을 때, 정상적이고 올바른 기능을 보장할 수 있어요.

신호 전달은 시상하부에서 생식선 자극 호르몬-방출 호르몬 (gonadotropin-releasing hormone; GnRH)을 혈액으로 방출해 호르몬이 뇌하수체로 이동하면서 시작됩니다. 뇌하수체는 생식선 자극 호르몬 (gonadotropin hormone)을 분비하게 돼요. 생식선 자극 호르몬에는 난포 자극 호르몬(follicle-stimulating hormone; FSH)과 황체 형성 호르몬 (luteinizing hormone; LH)이 있어요.

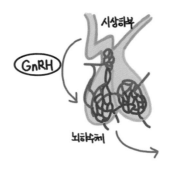

FSH와 LH는 모두 생식세포의 성숙을 유도하고 여성의 월경 주기를 조절해요. LH는 여성에게서 한 달에 한 번 배란을 일으키고 남성에게서 테스토스테론이 분비되도록 하는 호르몬이에요.

에스트로젠 (Estrogen)

에스트로젠 또는 에스트로겐은 시상하부-뇌하수체-난소 축(HPO axis)에 의해 분비되는 두 가지 주요 여성 생식호르몬 중 하나예요. 스테로이드 화합물 그룹인 에스트로젠 그룹은 에스트론(estrone), 에스트리올(estriol), 에스트라디올(estradiol)로 구성되어 있어요. 에스트로젠 집합체는 주로 난소에서 생성되는데 에스트론은 지방 조직에서도 많이 생성돼요. 부신피질과 남성의 고환에서도 소량 생성되고 임신한 여성의 태반에서도 만들어져요. 따라서 과체중이거나 체내 지방이 많으면 에스트로젠 생성이 넉넉하게 이루어질 수 있어요. 이 에스트로젠 집합체는 여성의 월경 주기 전반기에 중요하게 작용하고 남성과 여성 모두에서 연조직, 골격근, 피부 표피 등을 유지 및 보수하는 부가적인 생리기능을 가지고 있어요. 하지만 과도한 분비는 여성의 생리를 불규칙하게 하고 출혈량을 늘리며 체중 증가를 가를 가져오게 하고 남성의 가슴 조직을 자라게 하며 불임을 초래할 수 있어요.

배란 전 단계 또는 증식기로도 알려진 난포기(follicular phase)는 월경 주기에서 난소의 난포가 완전히 성숙한 난포로 발전하는 단계로 이 단계에서 에스트로젠 수치는 점진적으로 증가해요. 배란된 이후에는 황체기(luteal phase)로 넘어가며 프로게스테론 생산이 증가하고 에스트로젠 수치는 천천히 감소하기 시작해요.

이 과정에서도 특히 중요한 여성 성호르몬인 에스트라디올은 난소에서 생산되는데 에스트라디올은 운동하고 있지 않은 상태(안정 시)와 강도 있는 운동을 할 때, 지방 분해를 돕고 글리코겐 사용은 억제하는 등의 신체 효소 활성화에 직접적인 변화를 주거나 인슐린 민감도에 간접적으로 관여하는 방식으로 체내 글리코겐 사용에 영향을 미친다고 알려져 있어요.

에스트로젠은 여성의 이차 성징을 유도하는 역할 그 이상을 수행하는데요. 뼈를 단단하게 하고 콜레스테롤 수치를 감소시켜 심혈관계를 보호하고 면역체계를 강화하기도 하는 등 단순히 여성의 1차, 2차 성징에 관여하는 것뿐만 아니라 남성과 여성의 체내 조직 기능을 위해 직간접적으로 작용하는 신경 내 분비 조절자 역할을 해요.

프로게스테론 (Progesterone)

프로게스테론은 앞에서 설명한 에스트로젠과 함께 시상하부-뇌하수체-난소축(HPO axis)에 의해 생산되고 조절되는 두 번째 주요 여성 생식호르몬이에요. 프로게스테론은 임신하지 않은 여성에게서는 황체세포에서만 주로 분비가 이루어지지만 임신 과정에서는 프로게스테론 호르몬이 꼭 필요해요. 프로게스테론은 대부분 난소에서 생성되지만, 부신피질에서도 약간의 프로게스테론이 생성될 수 있어요. LH가 난소에서의 프로게스테론 생성을 조절하는데 여성의 월경 주기 중 황체기 때, LH가 난소의 LH 수용체를 자극하면 콜레스테롤이 프로게스테론과 에스트로젠으로 변환돼요. 프로게스테론은 자궁내막을 안정시키고 수정과 착상을 위한 준비를 시작해요. 남성에게서 프로게스테론은 정자가 안전하게 난자와 수정할 수 있도록 돕는 역할을 합니다.

체내 프로게스테론 농도가 증가하면 에스트로젠이 해당 수용체와 결합하는 것을 억제해 에스트라디올이 에스트로젠의 저 활성화 형태인 에스트론으로 전환되기 때문에 에스트로젠의 영향력이 낮아지게 하고 여성에게 있는 남성 호르몬의 영향력을 감소시키는 역할도 해요. 이외에도 프로게스테론은 중추신경계, 혈관조직을 포함한 다른 조직에도 큰 영향을 준다고 밝혀져 있어요.

월경 주기 중 호르몬 변화

여성에게 한 달에 한 번씩 찾아오는 월경은 난소의 호르몬 농도 변화로 발생하는데요. 월경 주기는 여성에게 가장 중요한 신체 리듬 중에 하나로 월경

주기를 조절하는 에스트로젠과 프로게스테론이 23~28일을 주기로 등락을
반복하며 나타나요.

　월경 주기는 난포에서 난자를 배출하는 배란을 사이에 두고 난포기와 황
체기로 나누어져요. 난포기는 생리가 시작되는 날부터 배란까지 평균적으
로 9일 정도 유지가 되고 배란은 5일 정도 유지가 되며 황체기는 배란 후 다
음 생리가 시작되는 날까지 14일 정도라고 봐요. 에스트로젠과 프로게스테
론의 비율은 위의 세 단계를 거치는 동안 달라집니다. 난포기에는 에스트로
젠과 프로게스테론 농도가 모두 낮아요. 배란기에는 높은 에스트로젠 농도
와 낮은 프로게스테론 농도가 관찰되고 황체기에는 에스트로젠과 프로게스
테론 농도가 모두 높아져요.

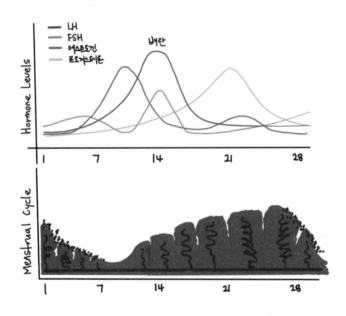

　월경 주기 전반기에 에스트로젠이 급격히 증가하는 것을 볼 수 있는데
요. 이 에스트로젠 증가가 배란 직전에 LH 농도 증가를 유도해요. 증가한

LH는 배란 스위치를 켜게 되고 이후 에스트로젠 농도는 급격하게 감소하게 됩니다. 에스트로젠은 간에서 분해되면서 농도 감소가 이루어지는데 간이 제대로 일을 할 수 없는 상태라면 체내 에스트로젠 수치가 높아질 수 있어요. 하지만 임신기간이라면 에스트로젠 수치가 높아지는 것은 자연스러운 현상이에요. 임신 중에는 태반에서 에스트로젠 집합체들이 생성되기 때문에 특히 임신 말기에 에스트로젠 농도는 최대치에 이르게 됩니다.

난소에서 분비되는 호르몬은 주로 생식기능을 지원하기 위해서지만 직접적으로 또 간접적으로 안정 시 또는 운동 시 에너지 대사에 관여하는 등 체내 생리학적 체계에도 영향을 미칩니다. 직접적인 물질대사뿐만 아니라 간접적으로 인슐린, 카테콜아민, 성장호르몬 그리고 코르티솔과 같은 비스테로이드성 호르몬과도 복잡하게 관련되어 있어요.

여성의 탄수화물과 지방 대사

많은 연구에서 중강도 지구력 운동 중 물질이 분해되는 비율이 성별에 따라 다르게 나타나는 것을 확인했어요. 전체적으로 비슷한 운동강도에서 여성보다 남성이 탄수화물에 더 의존해 에너지를 생산했고, 여성은 상대적으로 체내에 저장된 탄수화물을 덜 사용하는 것으로 나타났어요. 이런 현상을 뒷받침하는 근거는 아직 정확히 밝혀지지 않았지만, 남성에 비해 여성의 간 글리코겐분해와 포도당신생당합성 비율이 낮은 점이 이유가 될 수 있다고 보고 있어요. 따라서 같은 운동강도에서 여성이 남성보다 지방에 의존해 에너지를 생산하는 경향이 큰데, 이론적으로는 남성보다 여성의 체지방률이 더 높아서 에너지 대사 과정에서도 더 많은 유리지방산(FFAs)을 동원해 에너지 생산을 할 수 있다는 개념이에요. 여기서 '지방이 많으면 그만큼 더 많은 지방을 에너지원으로 사용할 수 있겠네' 생각할 수 있지만 그렇지는 않아요. 지방 대사에 대한 민감도는 체지방량이 낮을 때 더 높았습니다. 쉽게 설명하면 지방 분해에 대한 반응은 가지고 있는 체내 지방량이 낮은 사람에게서 더 잘 나타났어요. 즉, 적정 체중을 가진 사람에게서 오히려 지방을 에너지원으로 이용하는 비율이 증가했고, 비만한 사람의 경우 지방 이용률이 감소했어요. 남성과 여성 사이의 체내 대사 비율 차이는 더 많은 연구 결과가 뒷받침되어야 해서 여성이 남성보다 더 많은 지방을 태운다고 결론 짓기에는 부족한 점이 있어요. 따라서 성별 차이에 의한 물질대사는 큰 경향으로만 이해하고 넘어가면 좋을 것 같아요.

여성호르몬과 운동

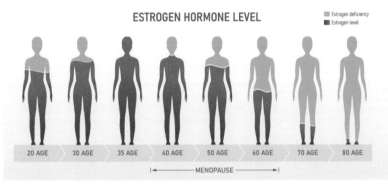

여성 에스트로젠 호르몬 수치의 생애 주기

여성호르몬 에스트로젠이 골격근에 미치는 생리학적 영향은 그동안 많은 주목을 받아왔지만, 역설적으로 우리는 더 이상 여성호르몬이 분비되지 않는 완경기 이후에 그 중요성을 깨닫게 돼요. 골격근량과 근력 손실, 근육 손상

핏블리의 운동 호르몬 생리학

후 회복에 대응할 수 있는 능력, 근육 위축 후 근육량 회복 능력, 대사와 미토콘드리아 기능 변화와 같은 모든 부분에는 완경기 이후에 급격하게 감소하는 에스트로젠의 영향이 있어요.

에스트로젠과 근육 손상에 대해 실험 쥐를 통해 알아본 연구에 따르면 에스트로젠이 운동으로 인한 근육 손상을 감소시키는 것으로 나타났는데요. 에스트로젠이 운동 또는 근육 수축 시 발생하는 근육 크레아틴 카이네이스(creatine kinase) 효소의 분비를 감소시킨 것으로 확인했어요. 근육 크레아틴 카이네이스를 통해 근육 세포막 안정성과 손상도, 회복도 정도를 볼 수 있었는데 에스트로젠이 세포막 유동성에 직접적으로 작용해 근육 세포막을 안정화하고 손상에 대한 취약성 감소에 영향을 줄 수 있다고 가정했어요. 2010년에 진행된 연구에서도 암컷 실험 쥐가 수컷 실험 쥐에 비해 운동 후 근육 칼슘 항상성이 안정되는 모습을 보였는데, 쉽게 말해 암컷 실험 쥐가 운동으로 인한 근육 세포막 파열에 대해 세포막 안정성과 손상에 대한 취약성의 정도가 더욱 높았던 것으로 설명할 수 있어요.

에스트로젠은 근육 손상도를 감소시킬 뿐만 아니라 근육 회복에도 영향을 미치는데요. 운동으로 인한 근육 손상 이후에 몸속 위성세포[1]를 활성화해 근비대 또는 근육 손상에서의 회복을 위한 단백질 합성을 최적화해요. 실제로 근육 성장과 회복은 위성세포의 충분한 활성화와 분열이 일어나지 않으면 실행되기 어렵기 때문에 근육 세포 회복률과 근성장은 근육위성세포의 활성도와 분열되는 정도에 직접적으로 관련되어 있어요.

인간을 대상으로 한 실험은 아니지만, 동물 대상 실험을 통해 에스트로젠이 운동 후 발생할 수 있는 근육 손상 감소와 근육 회복에 큰 영향을 준다는 사실을 확인했는데요. 따라서 완경기 이후 여성들은 체내 에스트로젠 수

---

1. 근육의 줄기세포라고 알려져 있으며 근육의 성장과 발달, 구조적, 대사적 형질 형성에 중요한 역할을 함

치가 눈에 띄게 감소하면서 운동으로 인한 근육 손상에 더욱 취약할 수 있고 근육 회복이 더딜 수 있다는 것을 추측할 수 있습니다. 이 외에도 에스트로젠을 포함한 여성호르몬은 골밀도와 인슐린 민감도를 유지하고 미토콘드리아와 신체 대사 기능을 지속할 수 있게 하고 인지기능 및 신경 재생능력을 높이는 등 전반적인 신체 건강에 영향을 미쳐요.

월경 주기와 저항성 운동

많은 여성이 생리 기간에 신체적, 정신적 증상들을 경험해요. 더욱이 심한 생리통이나 다양한 생리 전 증후군(PMS)을 겪는 여성들은 급격한 감정변화, 유방 압통, 식욕 폭발, 신경과민, 우울감 등을 경험하게 됩니다. 이런 증상들은 운동 퍼포먼스는 물론이고 운동 시 신체적, 정신적 컨디션에도 영향을 주는데요. 실제 연구 결과들에 따르면 월경 주기에 에스트로젠과 프로게스테론의 변화 그 자체가 근력이나 근지구력에 직접적인 영향을 미치지는 않는다고 해요. 하지만 단순한 호르몬의 변화뿐만 아니라 생리에 대한 개인의 부정적인 감정, 체중 증가, 개인의 심리적 상태에 따라 운동 퍼포먼스는 크게 달라질 수 있어서 확실히 더 많은 연구 결과가 필요한 부분이에요.

개인의 성별, 나이, 건강 상태, 영양상태, 운동방식과 같은 요인들이 저항성 운동에 대한 호르몬 반응에 영향을 줄 수 있다고 알려져 있어요. 운동으로 인한 자극은 체내 성장호르몬 분비율을 높여 근육 합성과 생성에 중요하게 작용해요. 일반적으로 저항성 운동으로 인한 자극은 우리 몸속에서 성장호르몬, 인슐린유사성장인자, 테스토스테론 분비 같은 내분비 자극을 끌어내는데요. 남성 성호르몬 중 큰 비중을 차지하는 테스토스테론은 여성에게도 존재하지만, 남성의 10분의 1에서 20분의 1 정도까지 그 비율이 매우 낮아요. 테스토스테론은 주요 동화호르몬 중의 하나이며 남성의 경우 골격 근량과 근력을 증가시키는 데 매우 중요하게 작용하지만, 여성의 경우에서 는 테스토스테론 농도가 저항성 운동으로 인한 자극에 크게 달라지지 않는 것으로 나타났어요. 성장호르몬은 골격근과 조직의 성장을 유도하고 저항 성 트레이닝에 대한 우리 몸의 적응을 끌어내는 데 중요한 역할을 해요. 그 리고 남성과 여성 모두 저항성 트레이닝에 대한 성장호르몬 반응이 크게 다 르지 않았어요. 운동 자극에 대한 테스토스테론 반응의 차이는 다음 강의인 남성 호르몬 내용을 다룰 때 자세히 설명하도록 할게요.

여성에게 테스토스테론은 매우 소량으로 존재하지만, 그렇다고 테스토 스테론이 필요하지 않은 것은 아니에요. 여성에게 테스토스테론 농도가 충 분하지 못하면 골밀도가 떨어지고 성욕이 사라지는 등의 문제가 나타날 수 있어요. 여성의 경우 혈중 테스토스테론의 90%는 말초 혈액 전구세포인 DHEA-S 형태로 존재해요. DHEA-S는 남성과 여성 모두에게 있는 부신 스 테로이드 호르몬의 형태 중 하나입니다. 현재까지 DHEA-S에 대해 밝혀진 내용이 많지는 않지만, 강도 높은 저항성 운동이 혈중 DHEA-S 농도를 높 인다는 연구 결과가 있었고, 저항성 운동을 8주 동안 진행했을 때 안정 시 DHEA 농도가 눈에 띄게 증가했다는 연구 결과가 존재해요. 특히 DHEA-S 는 남성보다는 여성의 근력 발달과 양적 상관관계가 나타났어요. DHEA-S 가 활성 안드로젠과 에스트로젠으로 전환되는 방식으로 여성에게 중요한 생 물학적 기능을 수행한다고 보고되고 있어요. 따라서 아직도 많은 과학적 연 구와 근거가 뒷받침되어야 하지만 기본적으로 동화호르몬 농도와 운동에 대 한 반응에 있어서 성별 차이는 존재한다는 것을 알 수 있는데요. 그런데도 여성과 남성은 저항성 운동으로 인한 근비대에 있어서는 비슷한 변화를 보 인다고 해요.

실제로 월경 주기와 그에 따른 호르몬 변화가 운동하는 여성에게 미치는 영향을 파악하기 위해 많은 연구가 진행되고 있지만, 아직 정확한 결과는 나오지 않았어요. 앞에서 설명했듯이 개인이 가지고 있는 체력적, 영양적, 유전적 요인이 모두 다르므로 모두에게 일괄적으로 적용할 수 있는 운동 방법은 없어요 하지만 확실히 생리 기간에는 평소와 조금 다른 신체적, 정신적인 변화를 겪게 되기 때문에 건강한 영양소를 골고루 섭취하면서 평소 운동강도의 60~70% 정도를 유지하는 것을 추천해 드려요.

남성과 남성 생식호르몬

기본적으로 남성의 성호르몬과 정자를 생산하는 기관으로 정소가 있어요. 정소에서 분비되는 주요 호르몬으로는 스테로이드 호르몬인 테스토스테론이 있습니다. 정소를 기능하게 하는 자극은 뇌하수체에서 분비되는 두 가지 생식선자극호르몬(gonadotropin)에 의해 조절되는데, 앞에서 여성호르몬에 관해 이야기할 때도 언급되었던 난포자극호르몬(follicle-stimulating hormone; FSH)과 황체형성호르몬(luteinizing hormone; LH)이에요. 뇌하수체 호르몬의 분비 조절은 시상하부에서 중추신경계 자극을 통해 분비되는 생식선자극호르몬 분비호르몬(GnRH)과 정소에서 분비되는 테스토스테론에 의해 이루어져요. 10강에서는 남성 생식 기관과 남성 호르몬 그리고 호르몬이 운동에 미치는 영향에 대해 알아보도록 할게요.

정소와 정소의 기능

정소는 체강 바깥쪽으로 있는 음낭 주머니 안에 있는 한 쌍의 타원형 기관으로 남성의 생식샘이며 호르몬뿐만 아니라 정자를 생성하는 기관이기도 해요. 정소 온도는 보통의 체온보다 조금 낮은데, 이는 정상적인 정자 생성에 매우 중요하게 작용한다고 알려져 있어요.

정소의 주요한 두 가지 기능인 정자 생성과 스테로이드 호르몬 합성은 각각 다른 곳에서 이루어지는데요. 정자 생성은 정소 내부에 있는 세정관에서 주로 형성되고 테스토스테론은 세정관 내부에 밀집된 레이디히의 간질세포(interstitial cells of Leydig)에 의해 생성돼요.

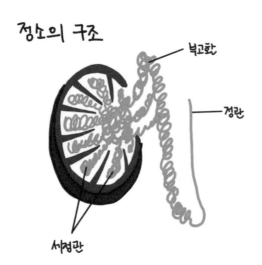

정소의 구조

부고환

정관

세정관

세정관 : 정자 생성

세정관 내 레이디히 세포 : 테스토스테론 생성

핏블리의 운동 호르몬 생리학

데스토스테론 (Testosterone)

테스토스테론 합성과 분비에 가장 중요한 역할을 하는 레이디히세포 (Leydig cell)는 LH 자극에 반응하고 고환에만 존재해요. 여성의 테스토스테론 수치가 낮은 이유도 테스토스테론을 주로 생성하는 레이디히세포가 고환에만 있기 때문이에요. 여성은 아주 적은 양의 테스토스테론이 난소와 부신피질에서 생성돼요. 테스토스테론은 정소 기능에 주요한 호르몬이지만 그 외에도 다양한 세포의 조절인자로 작용해요. LH는 스테로이드 호르몬 생성을 촉진할 수 있고 레이디히세포의 성장과 분화를 조절하기도 합니다. 대략 98% 정도의 체내 테스토스테론은 성호르몬 결합 글로불린(SHBG) 또는 알부민(albumin)과 같은 단백질에 결합한 형태로 존재해요. 나머지 2% 정도만 유리(free) 테스토스테론으로 혈액 속을 순환해요. 따라서 SHBG 농도가 감소하면 유리호르몬의 양은 증가하고, 반대로 SHBG의 농도가 증가해 있을 때는 조직에서 이용할 수 있는 유리호르몬은 감소한다는 의미예요.

갓 태어난 남자아기의 경우 레이디히세포가 매우 풍부한데 시간이 지나면서 곧 사멸하게 되고 사춘기가 시작될 때 LH가 분비되면서 휴면상태에 있던 레이디히세포 전구체가 성숙한 세포로 분화해요. 그리고 성숙한 레이디히세포는 스테로이드 합성을 할 수 있게 돼요. 테스토스테론은 남성 호르몬으로 잘 알려졌지만, 여성에게도 존재합니다. 비록 분비량은 남성의 10분의 1에서 적으면 20분의 1 정도까지 차이는 있지만, 남성과 여성 모두에게서 단백질 생성과 저장 그리고 골격근의 크기 증대와 성장을 촉진하고 반대로 단백질 분해는 억제하는 호르몬이기도 해요.

테스토스테론은 성숙한 정소에서 분비되는 주요 안드로젠(androgen)으로 건강한 남성의 경우 매일 대략 7mg을 생성하게 돼요. 테스토스테론의 생리학적 신호는 세포 간 안드로젠 수용체와의 상호작용을 통해 조절됩니다.

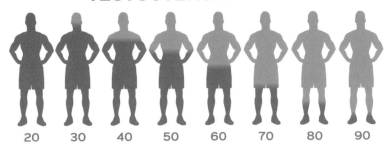

TESTOSTERONE LEVEL

20   30   40   50   60   70   80   90

남성 테스토스테론 호르몬 수치의 생애 주기

나이가 들면서 생성되는 테스토스테론의 양은 다소 감소하지만, 여성의 완경기에서 보이는 급격한 에스트로젠 수치 감소와는 다르게 테스토스테론의 급격한 감소는 일어나지 않아요.

남성을 더욱 남성스럽게 만드는 테스토스테론은 근육 형성과 단백질 대사에 꼭 필요한 호르몬으로 운동선수가 최상의 컨디션을 갖도록 돕는 매력적인 호르몬인데요. 이 외에도 뼈를 튼튼하게 하고 적혈구 생성에 도움을 주며 체지방 감소를 유도하기도 해요. 여기서 적혈구 생성을 촉진한다는 의미는 즉, 근육에 산소를 더 많이 전달할 수 있게 되는 것이며 결국 에너지를 더 많이 합성할 수 있다는 의미이기도 해요. 왜 운동선수들이 테스토스테론을 도핑 물질로 자주 사용하는지 알 수 있는 부분이에요.

테스토스테론의 역할	
골밀도 유지	적혈구 생산
기억력, 자신감, 기분, 성욕 향상	피부 콜라겐, 모발 생성 촉진
근력, 근지구력, 근비대 촉진	정자 생성

핏블리의 운동 호르몬 생리학

저항성 운동에 대한 내분비계 반응은 분해작용을 하는 이화 호르몬과 합성 작용을 하는 동화호르몬이 함께 증가하며 작용하는데요. 테스토스테론은 물질의 합성 작용을 돕는 동화호르몬 중 하나입니다. 앞에서 테스토스테론이 이화작용을 억제하는 호르몬이라고도 설명해 드렸는데요. 글루코코르티코이드(glucocorticoid) 수용체를 차단해 코르티솔 신호를 억제한다고도 알려져 있어요. 당질코르티코이드로도 알려진 글루코코르티코이드는 우리 몸의 면역계와 함께 작용하고 염증반응을 억제하는 호르몬이에요. 통증 경감 등을 목적으로 글루코코르티코이드 치료를 장기적으로 받는 환자들의 경우 골밀도나 근육량 감소가 발생할 수 있는데 테스토스테론을 사용해 예방하기도 해요. 따라서 과도한 글루코코르티코이드는 테스토스테론 신호를 방해할 수 있고 레이디히세포의 테스토스테론 생산을 억제할 수 있어요.

또한 테스토스테론은 동기부여를 일으키는 자극제이기도 해요. 테스토스테론은 다른 전달물질이나 약물과는 다르게 혈액 뇌 장벽을 수월하게 통과할 수 있으므로 우리의 행동에 영향을 줄 수 있는데 실제로 캐나다와 네덜란드에서 진행된 연구에 따르면 적당한 테스토스테론 수치는 인간이 가진 공정성과 정직성에 대해 책임감을 느끼게 했다는 결과를 발표하기도 했어요.

테스토스테론과 운동

남성의 근육량 증가와 유지를 위해 테스토스테론은 매우 중요해요. 사춘기를 지나면서 남성의 체내 테스토스테론 농도가 증가하면서 근육량 또한 증가하는데요. 반대로 나이가 들고 체내 테스토스테론 농도가 감소하게 되면서 근육감소증이 나타나기도 해요. 직접적인 작용뿐만 아니라 간접적으로 다른 동화호르몬의 생성을 촉진하기도 하는 테스토스테론은 아직 사춘기

를 지나지 않은 키가 작은 남자아이들에게 주사했을 때 혈중 면역 반응 성
장호르몬 농도를 증가시켰고, 성장호르몬이 결핍된 아이들에게는 혈중 인
슐린 유사 성장인자 농도를 증가시켰어요. 단백 동화 스테로이드(anabolic-
androgenic steroid, AAS)는 남성 호르몬인 테스토스테론과 그와 유사한 성
질을 가진 물질들을 지칭하는 말로, 체지방은 감소시키고 제지방과 근력을
증가시켜 궁극적으로 운동 퍼포먼스를 향상하게 시킬 수 있는 물질로 알려
져 있어요. 일반적으로 테스토스테론의 분비 주기를 보면 아침 시간에 분비
율이 가장 높고 오후가 넘어가면서 조금씩 감소하는 리듬을 가지고 있는데
요. 분비 주기와 상관없이 운동으로 인한 자극을 통해 테스토스테론 수치를
증가시킬 수 있다고 하는데, 실제로 사실인지 알아보도록 할게요.

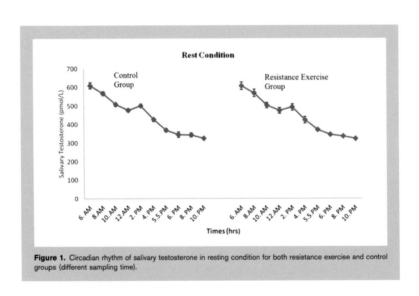

Figure 1. Circadian rhythm of salivary testosterone in resting condition for both resistance exercise and control groups (different sampling time).

대조군과 실험군의 안정 시 상태 테스토스테론 일주기 리듬

핏블리의 운동 호르몬 생리학

2015년 말레이시아에서 진행된 저항성 운동과 테스토스테론 분비의 상관관계를 알아본 연구에 따르면 저항성 운동을 강도 있게 했을 때 체내 테스토스테론 분비율이 일시적으로 증가하는 것을 확인했어요. 취미로 근력 운동을 하는 젊은 남성들을 운동하지 않는 대조군과 운동 중재를 받는 실험군 두 그룹으로 나눠 연구를 진행했어요. 두 그룹 모두 안정 시 상태에서는 테스토스테론 농도 차이가 없었어요. 실험군이 오후 4시에 저항성 운동을 한 후 다시 대조군과 실험군의 테스토스테론 농도를 확인했을 때는 운동 후 대략 90분 뒤 실험군의 테스토스테론 농도가 일시적이지만 눈에 띄게 증가하는 것을 확인할 수 있었어요.

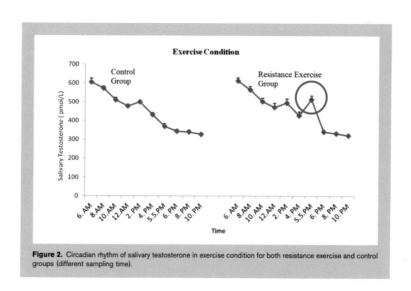

Figure 2. Circadian rhythm of salivary testosterone in exercise condition for both resistance exercise and control groups (different sampling time).

실험군의 운동 중재 후 테스토스테론 일주기 리듬 변화

이처럼 고강도의 저항성 운동 또는 지구력 운동이 체내 테스토스테론 수치를 증가시킨다고 하는 여러 연구 결과가 존재해요. 테스토스테론과 함께 단백 동화 스테로이드 호르몬(anabolic steroid)으로 알려진 DHEA-S (dehydroepiandrosterone sulfate) 또한 운동 후 분비율이 증가한다고 주장하는 연구 결과들이 있어요. 단백질 동화호르몬은 체내 단백질의 흡수와 성장을 도와주는 역할을 해요.

호르몬 분비가 운동에 영향을 주는지 알아보기 위해서는 사실 운동강도와 볼륨, 그리고 운동의 종류 또한 매우 중요해요. 어떤 운동을 어느 정도의 운동강도와 볼륨을 가지고 했는지에 따라 호르몬 분비가 다르게 나타날 수 있고 특히 평소에 어떤 종류의 운동을 주로 하는지에 따라 그에 반응하는 호르몬 분비율이 달라질 수 있기 때문이에요. 과거 캐나다에서 진행한 트레이닝 방법과 운동의 종류에 따른 체내 스테로이드 호르몬 변화를 알아본 연구에 따르면 평소 저항성 운동을 자주 했던 그룹 군의 경우 높은 안드로젠 수치를 보였는데, 안드로젠은 운동 자극, 특히 저항성 운동 자극에 반응하는 것으로 나타났어요. DHEA-S 농도 또한 저항성 운동을 하는 동안 증가해 운동이 끝난 후 회복하는 중에도 증가한 상태를 유지했어요.

고강도 운동 중에는 한 세트 만에 혈중 테스토스테론 농도가 증가하지만 30분 이내에 다시 안정 시 수준으로 돌아오는데 여기서도 고려되어야 하는 부분은 운동의 강도, 세트 수, 운동 종류와 순서, 휴식 시간 등이 있어요. 쉽게 설명하면 고강도 운동을 여러 번의 세트 수를 짧은 휴식 시간을 두고 수행한다고 했을 때 혈중 테스토스테론 농도는 더욱 오랫동안 유지될 수 있어요. 실제로 똑같은 저항성 운동을 하더라도 일정 수준의 강도가 되어야 호르몬 반응을 끌어낼 수 있고, 강도가 낮으면 호르몬 반응도 거의 없거나 크지 않아요. 하지만 역시 운동 강도뿐 아니라 앞에서 언급한 모든 요인이 중요하게 작용해요.

스트레스 호르몬과의 관계

높은 코르티솔 농도로 인해 테스토스테론이 억제된다는 사실을 증명하기 위해 많은 연구가 진행됐어요. 1983년에 코르티솔과 테스토스테론의 관계를 보기 위해 진행한 연구에서 연구진은 코르티솔을 직접 실험자에게 투여해 전체 테스토스테론 농도가 상당히 또 급격하게 감소하는 것을 확인했어요. 이런 현상을 설명할 수 있는 기전으로는 높아진 체내 코르티솔이 직접적으로 레이디히세포가 스테로이드성 호르몬 생성을 억제하는 것과 시상하부-뇌하수체-생식샘 축의 중추/말초신경 교란을 일으켰다고 추측했어요. 정확한 기전은 밝혀지지 않았지만 높아진 코르티솔 수치는 체내 테스토스테론 농도 변화와 부적(negative) 상관관계가 있다고 볼 수 있어요. 즉, 높은 코르티솔 수치로 인해 테스토스테론의 농도 감소가 나타났다고 보는 것이 아니라 코르티솔 수치가 높을 때, 어떤 이유에서 테스토스테론 또한 낮은 수치를 보였다고 해석해야 해요. 원인과 결과의 개념이 아닌 상관관계의 개념이라는 점이 중요해요.

코르티솔 호르몬이 스트레스 호르몬이라는 별명 때문에 안 좋은 호르몬이라고 알려져 있는데 앞 장에서도 이야기했듯이 코르티솔 호르몬은 우리의 생명 유지에 필수적인 호르몬이에요. 음식으로 섭취한 탄수화물, 단백질, 지방의 대사를 돕고, 체내 에너지가 부족할 때 당 생산을 통해서 혈당을 증가시키는 역할을 해요. 물론 필요 이상으로 또, 평상시에도 혈중 코르티솔 농도가 높으면 뇌에 있는 해마의 기능 활성화를 위축시키는 방향으로 작용한다는 사실이 연구 결과를 통해 나오고 있지만, 건강하게 항상성을 유지한다면 오히려 우리 몸이 적당한 스트레스에 저항할 수 있도록 도움을 주는 호르몬이에요.

여기까지 내분비계와 호르몬에 집중해보았던 호르몬과 운동 편이 마무

리되었어요. 단일적으로 작용하는 호르몬은 거의 없고 모든 호르몬은 종합적이고 상호보완적으로 체내 항상성 유지를 위해 조절돼요. 아주 적은 양이라도 우리 몸에 큰 변화를 가져올 수 있는 이 놀라운 호르몬들은 아직도 확실하게 밝혀지지 않은 부분이 많고 지금도 많은 연구가 진행되고 있어서 운동 호르몬 생리학편에서는 내분비계에 대해 중요한 부분만 집중해서 살펴보았는데요. 다이어트나 근성장을 위해 운동할 때나 혹은 운동과 식단은 계속 잘하고 있는데 몸에 변화가 나타나지 않는 단계에 도달했다면, 우리 몸속 호르몬의 역할과 기능을 잘 적용해서 정체기를 극복해 나가는 것도 하나의 방법이 될 수 있어요. 한 번에 모든 것을 이해하려고 하기보다 여러 번 읽어보면서 호르몬이 어떻게 우리 몸속에서 작용하는지 알아가는 것을 추천해요. 이 책을 통해 호르몬이 더 이상 막연히 멀고 어렵게 느껴지지만은 않는 주제가 되었기를 바랍니다.

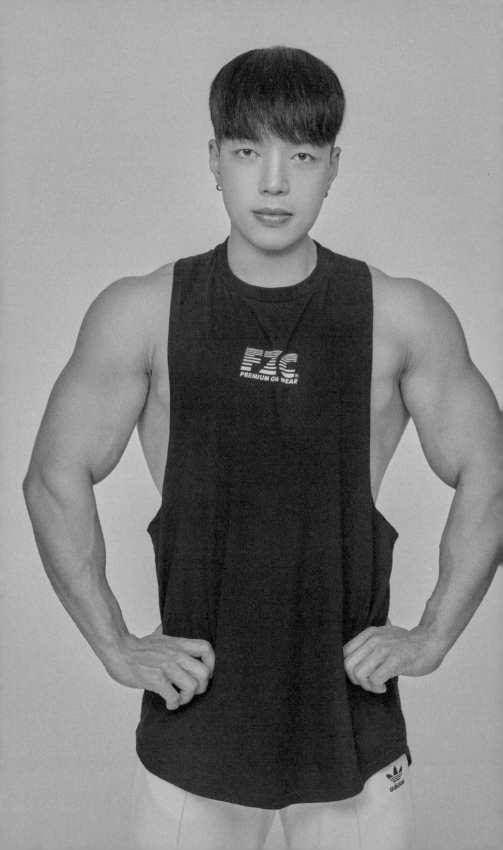

참고문헌

1강 ----------

① Harry Peery. Basic Medical Endocrinology. The Fourth
   Edition. Elsevier Science, 2014. ISBN : 1493301063,
   9781493301065

② Conn, P.M., ed. (1999) Handbook of Physiology, Section
   7 Endocrinology. Volume 1 : Cellular Endocrinology.
   American Physiological Society and Oxford University
   Press.

2강 ----------

① Gether, U. (2000) Uncovering molecular mechanisms
   involved in activation of G protein-coupled receptors.
   Endocr. Rev. 21 : 90-113.

② Holz, G.G., Kang, G., Harbeck. M., Roe, M.W., and
   Chepurny, O.G. (2006) Cell physiology of cAMP sensor
   epac. J. Physiol. 577 : 5-15.

③ Seino, S. and Shibasaki, T. (2005) PKA-dependent
   and PKA-independent pathways for cAMP-regulated
   exocytosis. Physiol. Rev. 85 : 1303-1342.

④ Smith, D.F. and Toft, D.O. (1993) Steroid receptors and
   their associated proteins. Mol. Endocrinol. 7 : 4-11.
   Spiegel, A.M. (2000) G protein defects in signal

transduction. Horm. Res. 53(Suppl 3): 17-22.

⑤ Gharib, S.D., Wierman, W.E., Shupnik, M.A., and Chin, W.W. (1990) Molecular biology of the pituitary gonadotropins. Endocr. Rev. 11: 177-199.

⑥ Ling, N., Zeytin, F., Bohlen, P., Esch, F., Brazeau, P., Wehrenberg, W.B., Baird, A., and Guillemin, R. (1985) Growth hormone releasing factors. Annu. Rev. Biochem. 54: 404-424.

3강 ----------
① Harry Peery. Basic Medical Endocrinology. The Fourth Edition. Elsevier Science, 2014. ISBN: 1493301063, 9781493301065

② Felig, P., Sherwin, R.S., Soma, V., Wahren, J., Jendler, R., Sacca, L., Eigler, N., Goldberg, D., and Walesky, M. (1979) Hormonal interactions in the regulation of blood glucose. Rec. Prgr. Horm. Res. 35:501-528.

③ Jefferson, L.S. and Cherrington, A.D. (2001) The Endocrine Pancreas and Regulation of Metabolism, Handbook of Physiology, Section 7. Oxford University Press, New York. Vol. II.

핏블리의 운동 호르몬 생리학

④ Kershaw, E.E. and Flier, J.S. (2004) Adipose tissue as an endocrine organ. J. Clin. Endocrinol. Metab. 89: 2548-2556.

⑤ Niswender, K.D., Baskin, D.G., and Schwartz, M.W. (2004) Insulin and its evolving partnership with leptin in the hypothalamic control of energy homeostasis. Trends Endocrinology and Metabolism. 15: 362-369.

⑥ Randle, P.J., Kervey, A.L., and Espinal, J. (1998) Mechanisms decreasing glucose oxidation in diabetes and starvation: Role of lipid fuels and hormones. Diabetes/Metab. Rev. 4; 623-638.

⑦ Ruderman, N.B. and Saha, A.K. (2006) Metabolic syndrome: Adenosine monophosphate-activated protein kinase and malonyl coenzyme A. Obesity 14(Suppl 1): 25S-33S.

⑧ Trujillo, M.E. and Scherer, P.E. (2006) Adipose tissue-derived factors: Impact on health and disease. Endocr. Revs. 27: 762-778.

4강 ----------
① Harry Peery. Basic Medical Endocrinology. The Fourth Edition. Elsevier Science, 2014. ISBN:1493301063,

9781493301065

② Schwartz, M.W. and Niswender, K.D. (2004) Adiposity signaling and biological defense against weight gain: Absence of protection or central hormone resistance?. J. Clin. Endocrinol. Metab. 89: 5889-5897.

③ Randle, P.J., Kerbey, A.L., and Espinal, J. (1998) Mechanisms decreasing glucose oxidation in diabetes and starvation: Role of lipid fuels and hormones. Diabetes/ Metab. Rev. 4: 623-638.

④ Savage, D.B., Petersen, K.F., and Shulman, G.I. (2007) Disordered lipid metabolism and the pathogenesis of insulin resistance. Physiol. Rev. 87: 507-520.

⑤ Rosen, E.D. and MacDougald, O.A. (2006) Adipocyte differentiation from inside out. Nature Reviews: Mol. Cell. Biol. 7: 885-896.

5강 ----------

① Harry Peery. Basic Medical Endocrinology. The Fourth Edition. Elsevier Science, 2014. ISBN:1493301063, 9781493301065

② Schnyder S, Handschin C. Skeletal muscle as an

endocrine organ: PGC-1α, myokines and exercise. Bone. Nov 2015;80:115-125. doi:10.1016/j.bone.2015.02.008

③ Hoffmann C, Weigert C. Skeletal Muscle as an Endocrine Organ: The Role of Myokines in Exercise Adaptations. Cold Spring Harb Perspect Med. Nov 1 2017;7(11) doi:10.1101/cshoerspect.a029793

④ Nikolaidis MG, et al. Redox biology of exercise: an integrative and comparative consideration of some overlooked issues. J Exp Biol. 2012;215(Pt 10):1615-25.

⑤ Hotamisligil GS, Spiegelman BM. Tumor necrosis factor alpha: a key component of the obesity-diabetes link. Diabetes. 1994;43(11):1271-8.

⑥ Hotamisligil GS, Shargill NS, Spiegelman BM. Adipose expression of tumor necrosis factor-alpha: direct role in obesity-linked insulin resistance. Science. 1993; 259(5091):87-91.

⑦ Handschin C. Peroxisome proliferator-activated receptor-gamma coactivator-1alpha in muscle links metabolism to inflammation. Clin Exp Pharmacol Physiol.

2009;36(12):1139-43.

⑧ Handschin C, Spiegelman BM. The role of exercise and PGC1alpha in inflammation and chronic disease. Nature. 2008;454(7203):463-9.

⑨ Esser N, et al. Inflammation as a link between obesity, metabolic syndrome and type 2 diabetes. Diabetes Res Clin Pract. 2014;105(2):141-50.

⑩ Gleeson M. Immune function in sport and exercise. J Appl Physiol. 2007;103(2):693-9.

⑪ Ostrowski K, Schjeling P, Pedersen BK. Physical activity and plasma interleukin-6 in humans-effect of intensity of exercise. Eur J Appl Physiol. 2000;83(6):512-5.

⑫ Ostrowski K, et al. Pro- and anti-inflammatory cytokine balance in strenuous exercise in humans. J Physiol. 1999;515(Pt 1):287-91.

⑬ Akira S, Taga T, Kishimoto T. Interleukin-6 in biology and medicine. Adv Immunol. 1993;54:1-78.

⑭ Ostrowski K, et al. Evidence that interleukin-6 is produced in human skeletal muscle during prolonged running. J Physiol.1998;508(Pt 3):949-53.

⑮ Jonsdottir IH, et al. Muscle contractions induce interleukin-6 mRNA production in rat skeletal muscles. J Physiol. 2000;528(Pt 1):157-63.

⑯ Steensberg A, et al. Production of interleukin-6 in contracting human skeletal muscles can account for the exercise-induced increase in plasma interleukin-6. J Physiol. 2000;529(Pt 1):237-42.

⑰ Pedersen BK. Muscles and their myokines. J Exp Biol 2011;214(Pt 2):337-46.

⑱ Gleeson M. Interleukins and exercise. J Physiol. 2000;529(Pt 1):1.

⑲ Pedersen BK, et al. Role of myokines in exercise and metabolism. J Appl Physiol. 2007;103(3):1093-8.

⑳ Bek EL, et al. The effect of diabetes on endothelin, interleukin-8 and vascular endothelial growth factor-mediated angiogenesis in rats. Clin Sci. 2002;103(Suppl. 48):424S-9S.

㉑ Koch AE, et al. Interleukin-8 as a macrophagederived mediator of angiogenesis. Science. 1992;258(5089):1798-801.

㉒ Norrby K. Interleukin-8 and de novo mammalian angiogenesis. Cell Prolif. 1996;29(6):315-23.

㉓ Nieman DC, et al. Carbohydrate ingestion influences skeletal muscle cytokine mRNA and plasma cytokine levels after a 3-h run. J Appl Physiol. 2003;94(5):1917-25.

㉔ Akerstrom T, et al. Exercise induces interleukin-8 expression in human skeletal muscle. J Physiol. 2005;563(Pt 2):507-16.

㉕ Chan MH, et al. Cytokine gene expression in human skeletal muscle during concentric contraction: evidence that IL-8, like IL-6, is influenced by glycogen availability. Am J Physiol Regul Integr Comp Physiol. 2004;287(2):R322-7.

㉖ Nieman DC, et al. Influence of vitamin C supplementation on oxidative and immune changes after an ultramarathon. J Appl Physiol. 2002;92(5)1970-7.

㉗ Niemen DC, et al. Cytokine changes after a marathon

핏블리의 운동 호르몬 생리학

race. J Appl Physiol. 2001;91(1):109-14.

㉘ Ostrowski K, et al. Chemokines are elevated in plasma after strenuous exercise in humans. Eur J Appl Physiol. 2001;84(3):244-5.

㉙ Suzuki K, et al. Impact of a competitive marathon race on systemic cytokine and neutrophil responses. Med Sci Sports Exerc. 2003;35(2):348-55.

㉚ Henson DA, et al. Influence of carbohydrate on cytokine and phagocytic responses to 2 h of rowing. Med Sci Sports Exerc. 2000;32(8):1384-9.

㉛ Nielsen AR, et al. Expression of interleukin-15 in human skeletal muscle effect of exercise and muscle fibre type composition. J Physiol. 2007;584(Pt 1):305-12.

㉜ Quinn LS, Haugk KL, Grabstein KH. Interleukin-15: a novel anabolic cytokine for skeletal muscle. Endocrinology. 1995;136(8):3669-72.

㉝ Quinn LS, et al. Overexpression of interleukin-15 induces skeletal muscle hypertrophy in vitro: implications for treatment of muscle wasting disorders. Exp Cell Res. 2002;280(1):55-63.

㉞ Almendro V, et al. Effects of interleukin-15 on lipid oxidation: disposal of an oral [(14)C]-triolein load. Biochim Biophys Acta. 2006;1761(1):37-42.

㉟ Nielsen AR, et al. Association between interleukin-15 and obesity: interleukin-15 as a potential regulator of fat mass. J Clin Endocrinol Metab. 2008;93(11):4486-93.

6강 ----------

① Harry Peery. Basic Medical Endocrinology. The Fourth Edition. Elsevier Science, 2014. ISBN:1493301063, 9781493301065

② Andreoli, T.E., Reeves, W.B., and Bichet, D.G. (2000) Endocrine control of water balance. In Fray, J.C.S., ed. Endocrine Regulation of Water and Electrolyte Balance, Vol. III, Handbook of Physiology, Section 7, The Endocrine System. Oxford, New York, 530-569.

③ Ballerman, B.J. and Oniugbo, M.A.C. (2000) Angiotensins. In Fray, J.C.S., ed. Endocrine Regulation of Water and Electrolyte Balance, Vol. III, Handbook of Physiology, Section 7, The Endocrine System. Oxford, New York, 104-155.

핏불리의 운동 호르몬 생리학

④ Fray, J. (2000) Endocrine control of sodium balance. In Fray, J.C.S., ed. Endocrine Regulation of Water and Electrolyte Balance, Vol. III, Handbook of Physiology, Section 7, The Endocrine System. Oxford, New York, 250-305.

⑤ Laragh, J.H. (1985) Atrial natriuretic hormone, the renin-aldosterone axis, and blood pressure-electrolyte homeostasis. N. Engl. J. Med. 313: 1330-1340.

⑥ McGrath, M.F., de Bold, M.L.K., and de Bold, A.J. (2005) The endocrine function of the heart. Trends in Endocrinology and Metabolism 16: 469-477.

⑦ Nielsen, S., FrØkiaser, J., Marples, D., Kwon, T.H., Agre, P., and Knepper, M.A. (2002) Aquaporins in the kidney: From molecules to medicine. Physiol. Rev. 82: 205-244.

⑧ Reid, I.A. and Schwartz, J. (1984) Role of vasopressin in the control of blood pressure. Front. Neuroendocrinol. 8: 177-197.

⑨ Schweda, F., Friis, U., Wagner, C., Skott, O., and Kurtz, A. (2007) Renin release. Physiology 22: 310-319.

7강 ----------

① Harry Peery. Basic Medical Endocrinology. The Fourth Edition. Elsevier Science, 2014. ISBN:1493301063, 9781493301065

② Braverman, L.E. and Utiger, R.D., eds. (2005) Werner and Ingbar's The Thyroid, 9th ed. Lippincott Williams and Wilkins, Philadelphia.

③ Werneck FZ, Coelho EF, Almas SP, et al. Exercise training improves quality of life in women with subclinical hypothyroidism: a randomized clinical trial. Arch Endocrinol Metab. Oct 2018;62(5):530-536. doi:10.20945/2359-3997000000073

④ Bianco, A.C. and Kim, B.W. (2006) Deiodinases: Implications of the local control of thyroid hormone action. J. Clin. Invest. 116: 2571-2579.

⑤ de Escobar, G.M., Obregón, M.J., and Escobar del Rey, F. (2004) Role of thyroid hormone during early brain development. Eur. J. Endocrinol. 151: U25-U37.

⑥ Rapoport, B., Chazenbalk, D., Jaume, J.C., and McLachlan, S.M. (1998) The thyrotropin (TSH) receptor: Interactions with TSH and autoantibodies.

Endocr. Rev. 19: 673-716.

⑦ Yen, P.M. (2001) Physiological and molecular basis of thyroid hormone action. Physiol. Rev. 81: 1097-1142.

8강 ----------

① Basic Medical Endocrinology the 4th edition by H. Maurice Goodman

② Meine Hormone - Bin ich ferngesteuert?: Den mächtigen Botenstoffen auf der Spur by Johannes Wimmer

③ Hackney AC, Viru A. Twenty-four-hour cortisol response to multiple daily exercise sessions of moderate and high intensity. Clin Physiol. Mar 1999;19(2):178-82. doi:10.1046/j.1365-2281.1999.00157.x

④ Hill EE, Zack E, Battaglini C, Viru M, Viru A, Hackney AC. Exercise and circulating cortisol levels: the intensity threshold effect. J Endocrinol Invest. Jul 2008;31(7):587-91. doi:10.1007/bf03345606

⑤ Jacks DE, Sowash J, Anning J, McGloughlin T, Andres F. Effect of exercise at three exercise intensities on salivary cortisol. J Strength Cond Res. May 2002;16(2):286-9.

⑥ Kanaley JA, Weltman JY, Pieper KS, Weltman A, Hartman ML. Cortisol and Growth Hormone Responses to Exercise at Different Times of Day1. The Journal of Clinical Endocrinology & Metabolism. 2001;86(6):2881-2889. doi:10.1210/jcem.86.6.7566

⑦ Hackney AC, Walz EA. Hormonal adaptation and the stress of exercise training: the role of glucocorticoids. Trends Sport Sci. 2013;20(4):165-171.

9강 ----------

① Dorrington, J.H. and Armstrong, D.T. (1979) Effects of FSH on gonadal function. Recent Prog. Horm. Res. 35: 301-332.

② Jabbour, H.N., Kelly, R.W., Fraser, H.M., and Critchley, H.O.D. (2006) Endocrine regulation of menstruation. Endocr. Rev. 27: 17-46.

③ Nilsson, S., Makela, S., Treuter, E., Tujague, M., Thomsen, J., Andersson, G., Enmark, E., Pettersson, K., Warner, M., and Gustafsson, J.A. (2001) Mechanisms of estrogen action. Physiol. Rev. 81: 1535-1565.

④ Jakob, L.V., William, J.K., Nicholas, A.R., Jeffrey,

핏블리의 운동 호르몬 생리학

M.A., Jeff, S.V., and Carl, M.M. (2010) Testosterone Physiology in Resistance Exercise and Training. Sports Med. 2010; 40 (12): 1037-1053.

10강 ----------

① Basic Medical Endocrinology the 4th edition by H. Maurice Goodman

② Daly, W., Seegers, C.A., Rubin, D.A. et al. Relationship between stress hormones and testosterone with prolonged endurance exercise. Eur J Appl Physiol 93, 375-380 (2005). https://doi.org/10.1007/s00421-004-1223-1

③ Vingren, J.L., Kraemer, W.J., Ratamess, N.A. et al. Testosterone Physiology in Resistance Exercise and Training. Sports Med 40, 1037-1053 (2010). https://doi.org/10.2165/11536910-000000000-00000

④ Hayes, L.D., Grace, F.M., Baker, J.S. et al. Exercise-Induced Responses in Salivary Testosterone, Cortisol, and Their Ratios in Men: A Meta-Analysis. Sports Med 45, 713-726 (2015). https://doi.org/10.1007/s40279-015-0306-y

⑤ Mark S. Tremblay, Jennifer L. Copeland, and Walter

Van Helder. Effect of training status and exercise mode on endogenous steroid hormones in men. The Journal of Applied Physiology. Feb 2004. doi: 10.1152/japplphysiol.00656.2003

⑥ Shariat, Ardalan; Kargarfard, Mehdi; Danaee, Mahmoud; Bahri Mohd Tamrin, Shamsul Intensive Resistance Exercise and Circadian Salivary Testosterone Concentrations Among Young Male Recreational Lifters, Journal of Strength and Conditioning Research: January 2015 - Volume 29 - Issue 1 - p 151-158 doi: 10.1519/JSC.0000000000000632

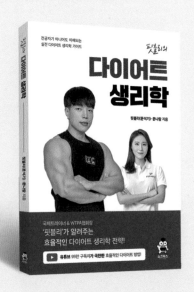

★★★
**건강 분야
베스트셀러**

핏블리의

다이어트
생리학

핏블리(문석기)·문나람 지음 | 쇼크북스

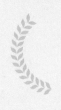

저도 트레이너지만 핏블리 도움을 많이 받고 있어요! – Clair**
헬린이인 제가 이해할 만큼 설명이 쉽고 정확해요. – Nao**
생리학적으로 운동법을 설명해주니 믿고 따라하게 돼요 – 하얀쵸코**

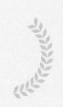

운동은 열심히 하는 것이 아니라
효율적으로 하는 것이다!

"왜 살이 안빠지냐구요? 운동을 너무 열심히 했기 때문이죠!" 수많은 사람들이 몸을 만들기 위해, 다이어트를 하기 위해 운동'만' 열심히 한다. 그가 강조하는건 "운동만 열심히 하면 몸이 고생한다" 근육증가든 다이어트든 인체에서 일어나는 생리학 기전을 이해하고 운동하는게 중요하다고 그는 강조한다. 사람마다 유전적으로 영양흡수율도 다르고 에너지 대사 효율도 다르고 심지어 똑같은 음식을 먹어도 흡수율이 다르다. 이렇게 사람마다 특이성이 있는데 누군가의 다이어트 방식을 일방적으로 따라하면 실패할 수 밖에 없다. 조금의 생리학 지식으로 내 몸을 이해하고 나에게 맞는 운동프로그램을 직접 설계한다면 누구나 효율적인 다이어트가 가능할거라고 저자는 말한다. 이 책은 일반인 부터 전문가까지 꼭 알아야 할 다이어트 생리학 지식을 담은 실전 이론서 이다

전국 오프라인 서점 및 인터넷 서점에서 구입 가능합니다

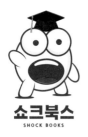

핏블리의 다이어트 생리학
© 2022. 핏블리 문나람 all rights reserved.

초판 1쇄   2022년 4월 6일

지은이   핏블리(문석기)
                 문나람
편집   핏블리(문석기)

펴낸곳   쇼크북스
전자우편   moon@fitvely.com

ISBN   979-11-977430-1-6 (13510)
값   15,000원

쇼크북스는 독자 여러분의 책에 대한 아이디어와 원고 투고를 기다리고 있습니다.
책 출간을 원하시는 분은 이메일 moon@fitvely.com으로 제안해 주세요.

쇼크북스는 위기를 기회로 만드는 **(주)핏블리**의 출판 브랜드 입니다.